Rauch

Diagnostik nach F. X. Mayr

Diagnostik nach F. X. Mayr

Kriterien des Krankheitsvorfeldes,
der Gesundheit und Krankheit

Von Dr. med. Erich Rauch

Mit einem Geleitwort von
Univ.-Prof. Dr. W. Zischka-Konorsa, Wien

Mit 38 Abbildungen von Otto Stefferl, Wien, und von
Heinrich Fellenz, Wien, sowie mit 13 Fotoabbildungen

5. Auflage

HAUG

Karl F. Haug Verlag · Heidelberg

CIP-Kurztitelaufnahme der Deutschen Bibliothek

Rauch, Erich:
Diagnostik nach F. X. Mayr : Kriterien d. Krankheitsvorfeldes, d. Gesundheit u. Krankheit / von Erich Rauch. Mit e. Geleitw. von W. Zischka-Konorsa. Mit 38 Abb. von Otto Stefferl u. von Heinrich Fellenz, sowie mit 13 Fotoabb. – 1. Nachdr. d. 5. Aufl., 3. u. 4. Tsd. – Heidelberg : Haug, 1986.

ISBN 3-7760-0589-0

1. Auflage 1977
2. Auflage 1979
3. Auflage 1981
4. Auflage 1982
5. Auflage 1984
1. Nachdruck der 5. Auflage · 3. und 4. Tausend · 1986

ISBN 3-7760-0589-0 · Verlags-Nr. 8676

Gesamtherstellung: Pilger-Druckerei GmbH, 6720 Speyer

Inhalt

Abbildungen

Nr.

Geleitwort

Die fortschreitende Entwicklung der Medizin ist heute an einem Punkt angelangt, an dem zunehmend die Erkenntnis Raum gewinnt, daß die Zeit gekommen ist, die Grenzen der kurativen Medizin breit zu überschreiten und zu versuchen, die Entstehung von Krankheiten von vornherein zu unterbinden oder in ihren Anfängen aufzuhalten. Dieser Gedanke ist wohl so alt wie die Heilkunde selbst. Aber die Verwirklichung einer solchen Vorsorgemedizin setzt voraus, daß ein umfangreiches exaktes nosologisches, diagnostisches und therapeutisches Wissen vorhanden ist, und daß aus diesen Erkenntnissen heraus eine verantwortungsvolle Hinführung, Motivierung und Erziehung des Mitmenschen zu einer vernünftigen gesundheitsfördernden Lebens- und Ernährungsweise realisiert wird. Gelingt einmal der Heilkunde die breitbasige Ausweitung in eine erfolgreiche Vorsorgemedizin, dann verwirklicht sie eine der höchsten und schönsten Aufgaben des Arztes, hebt das allgemeine Gesundheitsniveau und berechtigt zur Hoffnung, einen wesentlichen Teil der uns heute über den Kopf wachsenden Kosten der Krankenversorgung ohne unbillige Härten für den Patienten in den Griff zu bekommen.

Erste nachweislich erfolgreiche Schritte auf diesem medizinischen Vorfeld geschahen schon Ende des vorigen Jahrhunderts auf dem Gebiet der Infektionskrankheiten durch die Entwicklung von Impfstoffen zur aktiven Immunisierung Gesunder. Die Früchte dieser Erkenntnisse ernten wir weltweit erst heute. Bei vielen anderen Erkrankungen reicht aber unser Wissen noch nicht aus, obwohl sich intensive Bemühungen auf die Erforschung besonders der sogenannten Risikofaktoren bei verschiedenen Stoffwechsel-, Kreislauf- und Geschwulstkrankheiten konzentrieren. Auch hier wird allen Methoden echter Prophylaxe immer mehr Bedeutung zugemessen, wobei sich das Interesse der Wissenschaft gerade durch die Grundlagenforschungen PISCHINGERs über das System der Grundregulation zunehmend auf verschiedene alte und neuere, meist unspezifisch wirkende, sogenannte ganzheitsmedizinische Verfahren zu verlagern beginnt: auf physikalisch-diätetische, balneologische, hydrotherapeutische, heilklimatische und andere Maßnahmen, soweit sie in der Lage sind, die Grundgesundheit des Menschen anzuheben, seine Abwehrkraft, Reaktions- und Regenerationsfähigkeit zu verbessern und damit echt vorbeugend zu wirken.

Voraussetzung für jede ärztliche Tätigkeit, auch im Grenzgebiet von Gesundheit und Krankheitsbeginn bleibt aber — wie überall in der Medizin — eine verläßliche und subtile Diagnostik bei entsprechend fundiertem medizinischen Hochschulwissen. Aus dieser Sicht kommt gerade der von F. X. MAYR in jahrzehntelanger Forschungsarbeit entwickelten diagnostischen Methode hohe Aktualität zu, zumal sie sich in besonderem Maße mit verschiedenen subtilen **sichtbaren, tastbaren, meßbaren und überprüfbaren Kriterien** am menschlichen Körper beschäftigt, welche Rückschlüsse auf den Gesundheitszustand, gerade auch im Stadium des **Krankheitsvorfeldes**, ermöglichen.

Dabei geht es nicht darum, etwa klinisch diagnostische Verfahren zu ersetzen, wohl aber um Ergänzungen, vor allem im Bereich des Vorfeldes, die nach RAUCH durchaus in der Lage sind, völlig neue Aspekte und Impulse für eine wissenschaftlich kontrollierbare aktive Vorsorgemedizin und Gesundheitspflege zu setzen.

Die Darstellung der „Diagnostik nach F. X. MAYR" erfolgt in übersichtlicher und didaktisch ausgerichteter Gliederung. Dabei ist zu begrüßen, daß RAUCH die nicht einfach zu gestaltende Materie in Form eines Buches aus der Praxis und für die Praxis beschrieben hat. Wegen der außerordentlichen Bedeutung neuer Aspekte und Impulse einer kommenden aktiven Vorsorgemedizin wünsche ich dieser Schrift von RAUCH eine zumindest ebenso gute Verbreitung und Aufnahme wie seinen bisher erschienenen weit bekannten Büchern über die Methode F. X. MAYRs, deren Kenntnis bereits zahlreichen Ärzten in Praxen, Ambulatorien und Kuranstalten fruchtbare Anregungen und Ergänzungen zu ihrem fundierten Hochschulwissen über Vorsorge, Diagnostik und Therapie im Grenzgebiet von gesund und krank vermittelt hat.

Wien, den 3. IV. 77

Univ.-Prof. Dr. med. Wilhelm ZISCHKA-KONORSA

Vorwort

Der Fortschritt der technischen Medizin, vor allem in der Diagnostik, hat vielfach zur Überbewertung diagnostischer Einzeldaten verführt, ja sogar die These aufkommen lassen, der moderne Arzt brauche oft nur die Befunde, nicht aber den Kranken zu sehen. Da jedoch mit Befunden nur Teile, und nicht der kranke Mensch in seiner leibseelischen Ganzheit erfaßbar ist, forderte schon der bekannte Wiener Kliniker CHVOSTEK in seiner Vorlesung:

> „Der Arzt braucht nur 4 Apparate, die aber muß er haben, nämlich Aug und Ohr, Hand und Herz. Alles andere dient höchstens zur nachträglichen Bestätigung seiner Diagnose!“*).

Diese Worte gelten im besonderen für Untersuchungen von Patienten, deren Beschwerden, etwa Alltagssymptome, vegetative Störungen, Wetterfühligkeit, banale Verdauungsstörungen, depressive Verstimmungen usw., sich durch moderne diagnostische Technik weder nachweisen noch ergründen lassen. Ein hoher Prozentsatz der Zivilisationsbevölkerung leidet unter — auf diese Weise — nicht objektivierbaren Beschwerden, weshalb ein solcher Patient bestenfalls als „objektiv nicht krank und subjektiv nicht gesund“ eingestuft wird. Aber gerade bei diesem Patienten „zwischen gesund und krank“, bei dem Patienten im „Vorfeld der Krankheit“ bei dem die diagnostische Technik noch nichts Abnormes nachweisen kann, deckt die Untersuchung im Sinne von CHVOSTEK vielfach nicht unerhebliche Störungen oder Schäden auf und gibt brauchbare Hinweise für erfolgreiche Therapie. Diese Untersuchung muß aber gekonnt sein! Und es ist F. X. MAYR, der dem Arzt dafür grundlegende Hilfe gibt. Wer einmal mit dem durch die MAYR-Diagnostik geschärften Auge zu sehen gelernt hat, wird die befundmäßig „Gesunden“, die oft bestenfalls nur mehr „Halbkranke“ sind, am laufenden Band erkennen und durchschauen: Die „Großtrommelträger“, „Sämänner“, „Entendamen“, die welken „Atrophiker“, die scheinbar „Allzu-Vitalen“ und

*) Österr. Ärztezeitung H. 24/XII. 1976.

andere, vor allem von Ernährungs-Verdauungsschäden Gezeichneten. Zu Recht hat PARACELSUS gefordert, der Arzt solle die Kranken an ihren Signaturen erkennen, so wie die Narren an ihren Schellen. MAYR lehrt die von außen her zu sehenden Signaturen zahlreicher innerer Schäden in ihren Vorfeldstadien zu erfassen. Wenn heute die Mehrzahl der „Halbkranken" nichts gegen ihre oft noch leicht behebbaren Frühschäden unternimmt, ja ihre oft in die Augen springenden Signaturen von sich entwickelnden Gebresten übersieht, so liegt dies weniger an einem Mangel an Bereitschaft als an einer fast allgemeinen Unkenntnis der gesetzmäßigen diagnostischen Zusammenhänge, wie sie F. X. MAYR aufgedeckt hat.

Die Zukunft der Heilkunde liegt in erster Linie in der aktiven Vorsorgemedizin. Aber nur eine Diagnostik, welche bereits Mängel im Krankheitsvorfeld objektivieren und das Ergebnis therapeutischer Maßnahmen kontrollieren kann, vermag den heute noch vorsorgerisch allzu trägen Wohlstandsbürger zu motivieren, schon zu einem Zeitpunkt seine chronischen Intoxikationen und sonstigen Zivilisationsmängel zu bekämpfen, bevor er noch als mehr oder minder Schwerkranker der Allgemeinheit zu Lasten fällt.

Die Diagnostik nach MAYR, welche im besonderen auch eine Vorfeld-Diagnostik ist, stellt eine brauchbare Voraussetzung für aktive Vorsorgemedizin und Gesundheitspflege dar. Eine solche Vorsorgemedizin erweitert allerdings den Aufgabenbereich des Arztes. Er ist über den Krankheitsbehandler hinaus auch Gesundheitserzieher und -bewahrer seiner Patienten. Daß bei solchem Arzttum enormes soziales und wirtschaftliches Elend abzubauen ist, versteht jeder, der die astronomischen Unkosten des modernen medizinischen Sozial- und Wohlfahrtswesens kennt, und erfaßt, wie sehr Vorbeugen nicht nur besser, sondern auch billiger ist als alles (oft bereits vergebliche) Therapieren.

Die Gliederung der vorliegenden Materie erfolgte im Sinne der alljährlich stattfindenden Ärzte-Ausbildungslehrgänge in Diagnostik und Therapie nach F. X. MAYR. Diese werden seit 1958 gemeinsam mit Dr. E. KOJER jeweils in einem Dr.-Mayr-Sanatorium abgehalten, wobei sich die Teilnehmer selbst einer Kurbehandlung nach MAYR unterziehen.

Mein besonderer Dank gebührt meinem verehrten Lehrer Dr. F. X. MAYR (1875—1965), den Kollegen der „Gesellschaft der MAYR-

Ärzte e. V.", darunter besonders ihrem Vorsitzenden E. KOJER, Herrn Dr. F. BIEDERMANN für seine zahlreichen wertvollen Anregungen und Frau Dr. v. UNRUH für die freundliche Überlassung von Fotoaufnahmen aus ihrer Praxis. Herrn Univ.-Prof. Dr. W. ZISCHKA-KONORSA, dem Direktor der Poliklinik Wien, danke ich sehr für kritische Durchsichtung des Manuskriptes und sein Geleitwort.

Möge die vorliegende Schrift dazu beitragen, daß die Diagnostik nach MAYR jenen Platz in der zukünftigen Heilkunde erhält, der ihr in Anbetracht ihrer Bedeutung für den einzelnen und die Volksgesundheit gebührt.

Maria Wörth — Dellach, 1. 5. 77

Dr. med. Erich RAUCH

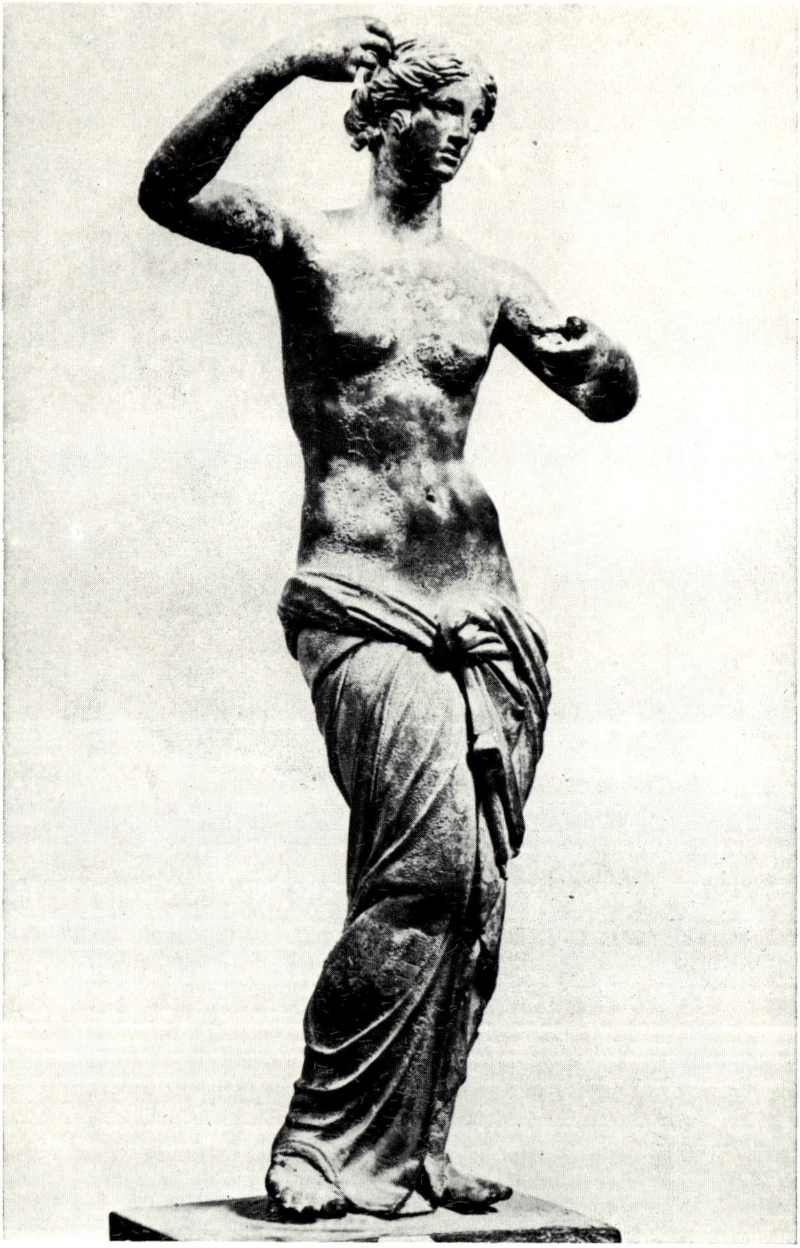

Abb. 1 a: Venus von Nocera.

Entstehung und Entwicklung der Diagnostik nach F. X. MAYR

Dr. Franz Xaver MAYR wurde am 28. 11. 1875 im steirischen Bergdorf Gröbming geboren. Als Hirtenknabe auf hoher Alm, später als Einkäufer für seinen kranken Vater auf dem Viehmarkt, erlernte er Kriterien des Gesundheitszustandes von Tieren: Beschaffenheit von Fell, Flanken, Proportionen, Gebiß, Zunge, Schleimhäuten u. a. m. Später, als Student der Medizin an der Universität Graz, hatte er als Ferialpraktikant in der Kuranstalt Radegund (1899) die Bäuche von darmkranken Patienten zu massieren. Die meisten litten unter chronischer Obstipation. Da MAYR darüber nichts auf der Klinik gehört hatte, befragte er den Chefarzt nach der Diagnostik dieses Leidens.

Die Antwort war: Dafür gibt es keine Diagnostik. Darmträgheit ist eine funktionelle und keine organische Erkrankung. Daher bringt die Untersuchung nichts zutage.

Der Student, an Naturbeobachtung geschult, konnte dies nicht fassen. Ein schwer funktionsgestörtes Organ, wie der krankhaft arbeitende Darm, so meinte er, müsse sich auf irgend eine Art vom gesunden unterscheiden lassen. MAYR war vom Irrtum des Chefarztes überzeugt. Er durchsuchte die einschlägige Fachliteratur. Als er hier nichts fand, bedrängte er seine Lehrer an der Universität.

- **Woran erkennt man, ob ein Darm gesund ist?**
- **Welche Form, Größe, Eigenschaft besitzt ein gesunder Bauch?**

  Und:
- **An welcher Grenze geht das Gesunde in das Krankhafte über?**

Jedoch vergebens! — Die Auskünfte waren ausweichend oder lapidar, z. B., daß bei verschiedenen Menschen die Größen gesunder Abdomina ebenso verschieden seien — wie ihre Nasen.

MAYR hatte von Organen wie Herz, Lungen, Leber, Milz usw. Normalkriterien gelernt, Größe, Form, Beschaffenheit u. a. Aber über den Bauch war meist nur das stereotype: „Abdomen in Thoraxniveau“, „Abdomen tympanitisch“, „Abdomen ohne Resistenzen“, „Abdomen o. B.“ zu hören. Diese sogenannten „Abdomina o. B.“ beinhalteten jedoch sehr oft — wie sich in der Folge herausstellte — organisch oder funktionell kranke Verdauungsorgane. MAYR empfand daher die Diagnose „Abdomen o. B.“ immer mehr als Verlegenheitsphrase, die nur bedeutete, daß nichts gefunden worden sei, das eine Aussage über den Zustand der Verdauungsorgane ermöglichte. Schließlich entdeckte MAYR zu seiner größten Überraschung, daß es in der Diagnostik des Bauches und der Bauchorgane überhaupt noch an Grundlegendem fehle. Vor allem der Dünndarm, dieses Zentralorgan des Stoffwechsels, erschien ihm diagnostisch als „unentdecktes Land“, als „Matto grosso der Medizin“. Aus der langgesuchten aber nirgends erhaltenen Antwort auf die Frage, wann ein Abdomen wirklich „o. B.“ sei, zog MAYR den Schluß, daß es noch keinen Arzt gäbe, der objektiv und wohlbegründet einen gesunden Verdauungsapparat von einem geschädigten sicher zu unterscheiden vermöchte. Und er folgerte, daß es dort, wo es an den Fundamenten in der Diagnostik mangle, mit der Therapie nicht viel besser bestellt sein könne. (Tatsache ist jedenfalls, daß latente und manifeste Schäden im Bereiche der Verdauungsorgane überaus häufig verbreitet sind und der alltägliche tonnenweise Konsum von Laxantia, Hepatika, Gastrika, Pankreatika, Cholagoga, Digestiva, Acida, Antacida und anderer vorwiegend bloßer Verdauungs-Symptomatika weiterhin im ständigen Ansteigen begriffen ist, was weder als Beweis für einen besonders hohen Stand der Diagnostik noch der Therapie der Verdauungsschäden aufzufassen ist).

Je mehr MAYR sich mit der Mangelhaftigkeit der Fundamente der Diagnostik der Verdauungskrankheiten auseinandersetzte, desto mehr erkannte er die Tragweite ihrer Folgen. Schließlich faßte er den Entschluß, dieses für die gesamte Heilkunde grundlegende Problem selbst zu durchforschen. Ein Leben lang, bis zu seinem Tode im 90. Lebensjahr, blieb er dieser Aufgabe treu.

Seine Forschungen begannen 1903 als Kurarzt in Karlsbad, dem damaligen „Mekka der Verdauungskranken“, mit einem überaus originellen Experiment: Um Kriterien für den Zustand des Bauches und einzelner Abschnitte des Verdauungstraktes zu gewinnen, behandelte er grundsätzlich **alle** seine Patienten so, als wären sie verdauungskrank. Patienten **mit** und **ohne** Verdauungsbeschwerden, auch Herz-, Nieren-, Gelenkskranke usw. erhielten die **gleiche** Therapie: **Darmschonkost, Darmsäuberung** durch Karlsbader Wässer und **manuelle Bauchbehandlung.** Bei jedem Patienten maß MAYR regelmäßig die Größe des Bauches, wobei er sein „handlichstes Meßgerät“ anwandte, seine beiden, in bestimmter Weise aufgelegten Hände (Großbauch-

Maß Abb. 4, S. 35). Damit erfaßte er metrisch die staunenswerten Unterschiede in den Bauchgrößen verschiedener Menschen und registrierte, daß fast **alle** Bäuche während der Säuberungsbehandlung der Därme auffallend kleiner wurden, gleich, ob sie von Verdauungskranken oder von vermeintlich Verdauungsgesunden stammten. Schließlich erreichten **sämtliche** Abdomina, mit Eintreten normaler Zustände, die nahezu **gleiche** Größe, die auch bei fortgesetzter Weiterbehandlung unverändert blieb. MAYR entdeckte damit die ersten Grundlagen seiner Diagnostik:

1. Die Abdomina verschieden großer **gesunder** Menschen sind annähernd gleich groß (klein!).
2. Der optimal große Bauch des Erwachsenen kann gerade von einer einzigen — in bestimmter Art aufgelegten — Hand (in der Größe der Patientenhand) überspannt werden (Abb. 3, S. 35).
3. Ein Abdomen, welches diese Optimalgröße nicht aufweist, ist nicht wirklich gesund.
4. Regelmäßige Darmentleerung und Beschwerdefreiheit im Bauchraum allein stellen keinen Beweis für echte Gesundheit des Verdauungsapparates dar.

Im Verlauf dieser Untersuchungen zeigten sich auch charakteristische, bei allen Patienten gleichermaßen auftretende Veränderungen der **Form** und der **Härte** des Bauches. Auch die **Druckempfindlichkeit**, der **Gasgehalt** und die **Lage** der Gedärme normalisierten sich im Laufe der Behandlung nach stets ein und demselben Ablaufschema über die gleiche Reihe metrisch erfaßbarer Stadien. Bei Verschlechterung des Bauchzustandes trat der umgekehrte Ablauf ein: schrittweises Abbauen der gesunden, schrittweises Vermehren der krankhaften Merkmale.

Mit Hilfe dieser Orientierungszeichen verbesserte MAYR, der ursprünglich mit einer von PRIESSNITZ verwendeten Diät gearbeitet hatte, mehrmals seine Schonkostformen und seine manuelle Bauchbehandlung. Schließlich verblieb er endgültig bei jenen Therapieformen, die später als Fasten- oder als diätetische „Schon- und Säuberungskuren nach F. X. MAYR“ oder als „Dr.-F.-X.-Mayr-Kuren“ bekannt geworden sind.

Im Verlaufe seines **Experimentes** sah der Forscher auch erstaunliche Veränderungen **außerhalb** des Bauchraumes: So an der Länge des Halses, an der Flankenhöhe, der Beckenneigung u. a. Um deren Bedeutung zu klären, mußten auch sie gemessen werden. Dazu wandte MAYR Jahr für Jahr ein neues Maß zusätzlich an. Schließlich fand er gesetzmäßige Zusammenhänge zwischen bestimmten Verdauungsschäden und Veränderungen der **Körperhaltung,** und entdeckte Kriterien, die bei Vorliegen optimaler Verhältnisse nachweisbar sind. Er bezeichnete sie als **Zeichen der Gesundheit.**

Charakteristisches war auch an der **Haut** festzustellen. War diese vor der Darmreinigung etwa grau- oder gelbstichig, oder fahl, wie welk aussehend, oder zeigte sie schlechten Tonus, bestimmte Falten, so bildeten sich diese Symptome — entsprechend dem Grad der Darmgesundung — allmählich zurück. Da die Patienten damals oft noch die Zeit hatten, durch mehrere Monate hindurch in ununterbrochener Kurbehandlung zu verbleiben, konnte MAYR meist die Auswirkungen, eine viel besser durchblutete, gut tonisierte, glattere, faltenärmere Haut oder sogar einen nicht mehr weiter verbesserbaren Zustand, nämlich die Optimalform der Haut, selbst beobachten: rosig, samtartig-weich, glatt, von kräftig prall-elastischer Konsistenz.

Nach jahrzehntelangem Forschen an Hand einer Untersuchungs- und Behandlungsreihe vieler Tausender von Patienten entstand aus der Gesamtheit der bisher gefundenen **sichtbaren, tastbaren, meßbaren und überprüfbaren Zeichen der Gesundheit,** eine eigene diagnostische Methode: die **„Diagnostik der Gesundheit“.** Diese dient nicht dazu, etwa klinisch diagnostische Methoden zu ersetzen, sondern sie in höchst fruchtbarer Weise zu ergänzen. Im besonderen eröffnet sie völlig neue Aspekte für eine **Vorfelddiagnostik** und stellt eine Basis dar für eine neue Disziplin der Heilkunde: für eine **wissenschaftlich kontrollierbare aktive Vorsorgemedizin und Gesundheitspflege.**

Ein guter Arzt braucht keine Posaune. Aufsehenerregende Heilerfolge machten Dr. MAYR schon in jungen Jahren weltweit bekannt. Patienten kamen aus fast allen Erdteilen *), Gastvorlesungen an mehreren Universitäten in Europa und den USA fanden statt.
1912 erschienen seine „Studien über Darmträgheit, ihr Wesen, ihre Folgen, ihre radikale Behandlung“.
1920 „Schönheit und Verdauung“.

---

*) darunter auch so prominente wie der Vizekönig von Indien, Zeitungskönig Lord BEAVERBROOK, Staatspräsident MASARYK, Baron de ROTHSCHILD, der spätere deutsche Bundeskanzler Konrad ADENAUER, Maler KAULBACH etc.

1921 „Fundamente zur Diagnostik der Verdauungskrankheiten" und 1949 „Wann ist unser Verdauungsapparat in Ordnung?"

Nach seinem 80. Lebensjahr eröffnete MAYR, der bis knapp davor noch zahlreiche Patienten in Wien behandelt hatte, seinem ärztlichen Schülerkreis neue Aspekte über das Wechselspiel von Atmung und Verdauung, das u. a. eine Verbesserung der Technik der manuellen Bauchbehandlung zur Folge hatte. Stets blieb es sein Wunsch, daß möglichst viele Ärzte seine diagnostischen Bausteine einer kritischen Prüfung unterziehen. Man möge „sie behauen, ergänzen oder sogar zurückweisen", sofern man „Brauchbareres einzusetzen" vermöchte.

Der Gesundheitsbegriff F. X. MAYRs

Wir werden die wahre Gesundheit nur entdecken, wenn wir uns von der Menge trennen. Denn die Masse steht im Gegensatz zur rechten Vernunft und verteidigt ihre eigenen Übel und Leiden. Laßt uns fragen: Was ist das Beste? und nicht: Was ist das Übliche?

SENECA

Gesundheitslehre und Diagnostik F. X. MAYRs sind auf dem Begriff der **Optimalgesundheit** oder **Optimalnorm** aufgebaut. Schon im klassischen Altertum war dies **der** Gesundheitsbegriff schlechthin. Zu dieser Zeit hat sich der strebsame Mensch bemüht, durch tugendhafte Leibesertüchtigung, geordnete Lebensführung, bescheidene Ernährungsweise, körperliche und seelische Diaita, zeitweiliges Fasten und Strapazen die bestmögliche Gesundheitsverfassung zu erreichen und zu erhalten *). Optimale Gesundheit ist ein hervorragender Zustand, an dem es in gesundheitlicher Hinsicht nichts gibt, das zu bemänteln oder zu verbessern wäre. Man kann nicht „gesünder als gesund" sein. Der Gesamtorganismus und seine Einzelteile vollziehen ihre Aufgaben überaus zweckmäßig, wobei ein **Maximum an Leistung mit einem Minimum an Kraftaufwand** erzielt wird. **Hohe Leistungsfähigkeit, Zweckmäßigkeit und Ökonomie sind Kennzeichen der gesunden Funktionen.** Letztere sind nur bei bestimmten Bedingungen, wie der geeigneten Form, Größe, Spannkraft usw. der funktionierenden Gewebe möglich. MAYR hat nach diesen Optimalbedingungen und ihren Kennzeichen geforscht. Schließlich hat er gefunden:

Kennzeichen des optimal-gesunden Abdomens und seiner Organe,
Kennzeichen der optimal-gesunden Körperhaltung,
Kennzeichen der optimal-gesunden Körpersäfte,
Kennzeichen der optimal-gesunden Haut u. a. m.

Diese werden anschließend besprochen. Wenn MAYR von „gesund" und „normal" spricht, so meint er immer die Optimalgesundheit und Optimalnorm, nie die Durchschnittsgesundheit und Durchschnittsnorm.

Die heute vorherrschende Auffassung über die Gesundheit hat sich jedoch vom Optimalbild weit entfernt. Man versteht unter Gesund-

---

*) In einigen Stadtstaaten Griechenlands pflegte man dicken, vollbäuchigen Männern sogar das Bürgerrecht zu entziehen.

heit nicht mehr das Vorhandensein positiver Kriterien, hochwertiger Funktionen usw., sondern das Fehlen negativer Symptome, pathologischer Kriterien und Befunde. Gesundheit gilt als Negativ, als **Zustand des Nicht-Krankseins.** Aber Nicht-Kranksein und echtes Gesundsein ist keineswegs immer ident. Im Gegenteil!

Das Nicht-Kranksein entspricht der Durchschnittsgesundheit und -norm. Die in der modernen Medizin verwendeten Werte basieren auf Durchschnittsnormen. Bekanntlich werden diese Werte von Versuchspersonen ermittelt, die keine anderen Kriterien aufweisen müssen, als daß sie **nicht** krank sind. Das arithmetische Mittel aus der Zahl dieser Untersuchungen ergibt daher Durchschnittsnormen von Nicht-Kranken. Diese Normen sind natürlich sehr wichtig. Sie sollen aber nur verstanden werden als das, was sie sind: **Mittelmaß von Nicht-Kranken** und nicht **Bestmaß von Gesunden.** Die Differenz zwischen diesen beiden Maßen ist für das Verständnis der Gesundheitslehre F. X. MAYRs wichtig. Wie sich vom leichten Kranksein bis zum Sterben ein weites Gebiet unterschiedlich schwerer Krankheitsstadien befindet, so liegt vom echten Gesundsein mit seinen Bestmaßen bis zum Krankheitsbeginn mit seinen vielfach noch „normalen" Mittelmaßen auch ein weites Feld zahlreicher unterschiedlicher Zustandsbilder: **das Feld der SCHEINGESUNDHEIT oder das KRANKHEITSVORFELD.**

Dementsprechend kann man unterscheiden:

1. optimaler Gesundheitszustand	=	**Gesundheit**
2. suboptimaler Gesundheitszustand	}	**Scheingesundheit**
3. durchschnittlicher Gesundheitszustand		oder
4. noch-nicht-kranker Zustand		**Krankheitsvorfeld**

1. Der optimale Gesundheitszustand

Hier finden sich sämtliche Kriterien MAYRs als normal.

2. Der suboptimale Gesundheitszustand

Die MAYR-Diagnostik läßt erste Abweichungen von den Optimalnormen, d. h. Frühschäden oder -mängel erkennen. Diese werden vom Organismus noch gut kompensiert. Es fehlen Beschwerden, weshalb man von „stillen Schäden" spricht.

Ein ernster Krankheitsprozeß verläuft nach LERICHE wie ein „Drama in zahlreichen Akten". Treten Symptome auf, so glaubt der Erkrankte, er stünde am Beginn, der Vorhang für den 1. Akt sei gerade aufgegangen. In Wirklichkeit sind jedoch schon mehrere Akte still über die Bühne seines Organismus gegangen („stille Schäden") *). Auftreten von Krankheitssymptomen verrät nie den wirklichen Anfang, sondern eine dramatische Wendung im Verlaufe einer Auseinandersetzung des Organismus mit schädigenden Faktoren. Daher gilt für den ernstlich Erkrankten stets das: **„Es ist schon später als du denkst!"**

Der suboptimal Gesunde ist von dieser Wendung noch weit entfernt, fühlt sich bei „bester Gesundheit" und empfängt aus der Fülle seiner Kraft keine Impulse, etwas „für seine Gesundheit" zu tun; Gesundheit ist „selbstverständlich", Mißbrauch häufig. Der Mangel an echter Gesundheitsaufklärung trägt am geringen Gesundheitsbewußtsein des Scheingesunden schuld. Hier sollte bereits aktive Gesundheitspflege einsetzen! Die Diagnostik von Frühschäden setzt die benötigten Impulse dafür!

3. Der durchschnittliche Gesundheitszustand

Hier deckt die MAYR-Diagnostik bereits viel ausgeprägtere Schäden auf. So finden sich mangelhafte humoraldiagnostische Zeichen, „Kahn-", „Kot-" oder „Gasbäuche", charakteristische Haltungsveränderungen, Schutzbuckel u. a. m. Die Laboruntersuchung ergibt noch Normalwerte, die Anamnese bringt meist außer den üblichen Kinderkrankheiten und eventuell kleineren Operationen keine oder geringfügige Beschwerden zu Tage. Medikamente werden nur gelegentlich, nicht im Dauerkonsum genommen.

4. Der noch-nicht-kranke Zustand (herabgesetzte Gesundheit)

Dieser stellt den häufigsten Zustand des Zivilisationsmenschen dar. Die Diagnostik nach MAYR zeigt hier schon deutliche, mitunter alarmierende Gesundheitsschäden auf.

Die Labordiagnostik bietet vorwiegend Normalwerte, vereinzelt Grenz- und abnorme Werte leichteren Grades. Der Noch-Nicht-Kranke fühlt sich nicht ganz gesund, aber auch noch nicht krank. Er geht seinen Verpflichtungen oft schon mühselig nach, klagt über Müdigkeit oder Nervosität, depressive Verstimmung, Wetterfühligkeit, Schlafstörungen, Verdauungsbeschwerden, Herzsensationen u. a. m. Mangels beweiskräftiger pathologischer Werte wird er meist noch als

*) Nach PENZOLDT sind die Schäden, bei denen man keine Schmerzen verspürt, die gefährlichsten. Die schlimmste Krankheit aber ist die Dummheit.

o. B. eingestuft. Sein Mangel an Krankheitsbefunden steht mit der Menge der von ihm konsumierten Pharmaka häufig in umgekehrt proportionalem Verhältnis. Ein hoher Prozentsatz des tonnenweisen Medikamentenkonsums in den Ländern der westlichen Welt dürfte gerade auf die Scheingesunden in diesem Stadium zurückzuführen sein.

Erst bei einer weiteren krassen Verschlechterung des Zustandes lassen sich eindeutige pathologische Labor- und Röntgenveränderungen nachweisen, und erst von diesem Stadium des Krankheitsgeschehens an wurde das Vorfeld verlassen und haben die eigentlichen **Krankheitsstadien** eingesetzt. Von diesem Zeitpunkt an pflegt das „Räderwerk" der üblichen kurativen Medizin ins Laufen zu kommen; und erst von da an, wo bereits mit hohem Kostenaufwand zu rechnen ist, pflegen die Sozialversicherungen hilfreich einzugreifen. Auch in diesem Stadium vermag die MAYR-Diagnostik die klinische Diagnostik zu ergänzen. Die Hauptdomäne der MAYR-Diagnostik ist jedoch das Krankheitsvorfeld.

Der Untersuchungsgang nach F. X. MAYR (Übersicht)

Was der Arzt bei der Untersuchung selbst finden kann, das kann er während der Behandlung auch selbst überprüfen. F. X. MAYR

Mit Eintritt des Patienten in die Ordination beginnt die Untersuchung. Auftreten und Gehaben des Kranken oder „Nochgesunden“ (nervös, ängstlich, sicher, unsicher, erregt, hochfahrend usw.), sein Blick, sein Gesichtsausdruck, sein Händedruck (fest zupackend, vertrauensvoll, schwächlich, scheu-verhemmt, feucht-schwammig, frostig, zittrig usw.), Kraft und Tonfall seiner Stimme (laut, leise, flüsternd, undeutlich, vibrierend, usw.) sowie im besonderen sein Gesamtaspekt vermitteln dem Arzt bereits eine Fülle wichtiger Informationen.

Unmittelbar nach der Begrüßung wird der Patient gebeten, sich zur Untersuchung zu entkleiden. Er wird nicht über Ursachen seines Kommens befragt, und falls er darüber zu sprechen anhebt, auf später verwiesen. Auf den verwunderten Ausruf seiner Patienten: „Herr Doktor, Sie wissen doch noch gar nicht, was mir fehlt!“ pflegte MAYR stoisch zu antworten: „Eben deshalb will ich Sie untersuchen!“ Er, der Arzt, wolle unbeeinflußt von Krankengeschichte und Beschwerden zunächst selbst feststellen, was er an Abnormem finden könne. Alles was der Arzt bei einer Untersuchung selbst zu entdecken vermag, könne er während der Behandlung auch selbst überprüfen.

Die Reaktion des Patienten auf die ungewohnte Vorgangsweise, seine Aufregung, Nervosität oder die kaum zu hemmenden Versuche, schon während der Entkleidung den noch unerwünschten Schwall seiner Erläuterungen und Beschwerde-Beschreibungen anzubringen, geben weitere Hinweise. Ohne Zweifel sind die subjektiven Angaben des Kranken wertvoll und oft unentbehrlich. Aber die Widersprüche zwischen objektivem und subjektivem Zustand, etwa zwischen Schwerkranken und ihrer oft staunenswerten Symptomarmut, oder zwischen relativ Gesunden und ihrem häufigen Beschwerdereichtum, können leicht die Objektivität verzerren, wenn das Subjektive den Vorrang erhält. In MAYRs Arbeitsgang ist das nicht möglich. Die Anamnese kommt zuletzt! Die Untersuchung beginnt mit Erhebung des Status präsens. Dies stellt in jedem einzelnen Fall für den Arzt eine Herausforderung und Selbstprüfung dar!

Man denke: Der Arzt weiß vom Patienten nur Namen und Alter. Sonst nichts; keine Vorgeschichte, keine Beschwerden, keinen Grund des Kommens. Er untersucht und hat sich allein dadurch — in relativ kurzer Zeit — ein weitgehend zutreffendes Bild vom Zustand des Patienten zu verschaffen. Jetzt kann der Arzt sich selbst — und gewissermaßen auch dem Patienten — zeigen, was er diagnostisch vermag: Hic Rhodus — hic salta! Solches Vorgehen ruft zwangsläufig allen diagnostischen Spürsinn des Untersuchers auf den Plan; es schult ihn, scharfsinnig zu suchen, zu beobachten und wo möglich zu finden. Bei Patienten F. X. MAYRs und seiner Schüler, wie auch bei Ärzten an Ausbildungskursen in Diagnostik und Therapie nach MAYR, löst es meist Überraschung aus, wenn schon nach kurzer Untersuchung — ohne Anamnese — zumindest ein beträchtlicher Teil der vorhandenen Schäden aufgedeckt wird. Aus diesen Schäden läßt sich rückschließen, welche Beschwerden oder Beschwerdetendenzen vorhanden sind. Der Arzt kann daher bei vielen Fällen — schon vor der Anamnese — einen Teil oder sogar Großteil der vorhandenen Beschwerden erkennen und — so er will — dem Patienten mitteilen. Auch die Demonstration von diagnostischen Kriterien F. X. MAYRs, etwa eines Leberbuckels, ist für den Patienten wertvoll. MAYR selbst stellte seine Patienten jedes Mal vor einen großen Spiegel und zeigte ihnen im Gesicht oder an der Haltung bestimmte diagnostische Merkmale; er lehrte sie zu beobachten, damit sie an der Rückbildung ihrer Krankheitszeichen das objektive Ausmaß ihrer Gesundung im Verlaufe der Behandlung selbst wahrnehmen konnten. So gewannen sie enormes Vertrauen und befolgten die Therapie mit unbeugsamer Konsequenz.

Die Kranken, erklärte MAYR, und noch mehr die Ärzte, müßten das natürliche **„Schauen“** lernen, das heißt den Blick entwickeln zum Erkennen der Gesundheits- und Krankheitssignaturen der menschlichen Natur. Wer diese einmal erfaßt hätte, der benötige viel seltener komplizierte diagnostisch-apparative Hilfsmittel um den rechten therapeutischen Weg zu finden.
Der Untersuchungsgang besteht aus:

I. Beurteilung der humoraldiagnostischen Kriterien (siehe S. 106). Von besonderem Wert ist dabei der **Tonusprüfgriff der Gesichtshaut** über dem Jochbogen. Es ist **der** Prüfgriff MAYRs schlechthin. Auch der Gesamtaspekt des Patienten, sein Ernährungs- und Kräftezustand, seine Konstitution oder seine vordergründig auffallende Symptomatik, etwa vegetativ stigmatisiert, thyreotoxisch, anämisch, plethorisch, apoplektisch, gastrisch (Ulkusfazies), biliär etc. sind wichtig. Es schließen sich an:

II. Abnahme der Gesundheitsmaße im Stehen. Dazu gehören die Diagnosen von Körperhaltung, Brustkorb- und Bauchform (S. 137).

III. Untersuchung im Liegen. Hierbei ist die übliche klinische Vorgangsweise mit Inspektion, Perkussion, Auskultation usw. mit eingeschlossen. Es folgt nach MAYR im besonderen seine Form der **Palpation** der Bauchdecken (Défensen), der Bauchorgane und der Schutzbuckel. Auch am Rücken werden Haut, Muskulatur (Reflexzonen, Verquellungs- und Verschlackungszeichen) sowie der Zustand der Wirbelsäulen- und Nierenregion geprüft. Darauf schließen sich an:

IV. Maßabnahme im Liegen (siehe später!) sowie

V. Kartei-Eintragung und Anamnese.

Obige Untersuchung dauert für den Geübten (ohne Anamnese) 10—15—20 Minuten. Während der Untersuchung diktiert der Arzt Befunde und Maße, oder er trägt sie anschließend, während sich der Patient bekleidet, in sein Karteiblatt ein. Dabei erleichtert ein Vordruck wie der „MAYR-Diagnostik-Vordruck" auf Seite 139 seine Arbeit.

Die Zusammenschau des gewonnenen Gesamtaspektes und der Einzelergebnisse bietet dann häufig jenes komplexe Bild, das den Arzt in die Lage versetzt, seinem Patienten eine Anzahl seiner Symptome auf den Kopf zu aufzuzählen. Die anschließend zu erhebende Anamnese kann eine ähnlich überzeugende Wirkung auslösen, wenn die gestellten Fragen sich alsbald auf die gefundenen schwächsten Stellen des Kranken „einschießen". Auch weist die vom objektiven Untersuchungsergebnis beeinflußte Anamnese mehr Ergiebigkeit auf, weil der Arzt ungeordnete oder wirre Angaben des Kranken oft von vornherein in ihren Zusammenhängen durchschauen kann und weil er nach bestimmten Symptomen fragen wird, die der Patient vergessen oder nicht beachtet hätte. Dem Arzt gibt diese Anamnese auch eine Kontrollmöglichkeit und Ergänzung seiner Diagnose: Soll sie doch für das, was er objektiv gefunden hat, die subjektive Bestätigung erbringen, gewissermaßen wie die „Proberechnung“ bei einer mathematischen Aufgabe. Dazu dienen auch mitgebrachte Befunde (Röntgen, Labor usw.)

Wenn nicht die Einholung weiterer Untersuchungsbefunde zur Abklärung erforderlich erscheint, folgt auf die Anamnese die Besprechung der Therapie.

Kriterien des gesunden Abdomens

Nur was die Augen sehen und was die Finger betasten, das lehrt theoreticum medicum. Die Augen, die in der Erfahrenheit ihre Lust haben, dieselbigen sind deine professores. PARACELSUS

Die objektiven Eigenschaften des gesunden Abdomens nach MAYR werden festgestellt durch

I. Inspektion
II. Maßabnahme
III. Perkussion
IV. Palpation.

I. Inspektion

Man beachte besonders Form, Atmungsweise und das Relief des Abdomens:

1. Die Form: Brust- und Bauchhöhle beinhalten Einzelorgane, die unsymmetrisch gelagert sind (Herz, Leber usw.). Dennoch weisen der **gesunde Thorax** und der **gesunde Bauch eine symmetrische Form** auf. Unsymmetrische Formbildungen wie „Buckel" nach MAYR, „schiefer Bauch" etc. (siehe später), stellen Schädigungszeichen dar.

2. Die Atmungsweise: Die Ruheatmung des Gesunden ist die Bauchatmung. Bei dieser bewältigen die Lungen den Gasaustausch und die sonstigen Atmungsaufgaben (hämo-lymphodynamische und peristaltische Wirkung) optimal. Der Kraftaufwand dafür ist gering (Ökonomie).

Entzündliche Vorgänge im Abdomen, wie Magen-, Gallenblasen- und Dünndarmentzündung, bewirken Einschränkung oder sogar weitgehende Einstellung der Bauchatmung. Dies kommt davon, daß alle entzündlich veränderten Organe, auch geschwollene Gelenke, stets eine Ruhestellung in schonender Position (Schon- oder Mittelstellung) einnehmen. Das beim Gesunden stattfindende ständige Auf und Ab des Zwerchfells, das eine Sog- und Pumpmassage der Gedärme durchführt, wird bei entzündlichen Verhältnissen im Bauchraum reflektorisch so weit eingeschränkt, daß eine Ruhestellung des kranken Bereiches erzielt wird. Der Körper geht als Notlösung von der Bauchatmung auf die unrationelle Flanken- bzw. Brustkorbatmung über.

So schützt die Natur kranke Verdauungsorgane auf Kosten der Atmung! Verflachung der Bauchatmung ist somit als Hinweis für abnorme Zustände — zumeist im Bauchraum — aufzufassen.

3. Das Bauchrelief: Die gesunde Haut überzieht den Körper wie ein straff faltenlos anliegendes Trikot. Sie läßt ihre Unterlage in abgemildeter Form erkennen. Dadurch **zeigt der gesunde Bauch stets ein charakteristisches Relief** (Abb. 2). Zwischen den geraden Bauchmuskeln verläuft bis zum Nabel die **Medianrille;** das gesunde **Dünndarmkonvolut** reicht mit seiner unteren Grenze nur bis zur **linea interspinalis** (gedachte Verbindungslinie der ventralen Darmbeinstacheln = Spina ilica ventr.). Die leichte Vorwölbung des Bauches durch das Dünndarmkonvolut ist nach unten abgegrenzt durch eine U-förmige Mulde: die **U-Delle.** Fehlen diese Reliefcharakteristika, so besteht kein gesundes Abdomen.

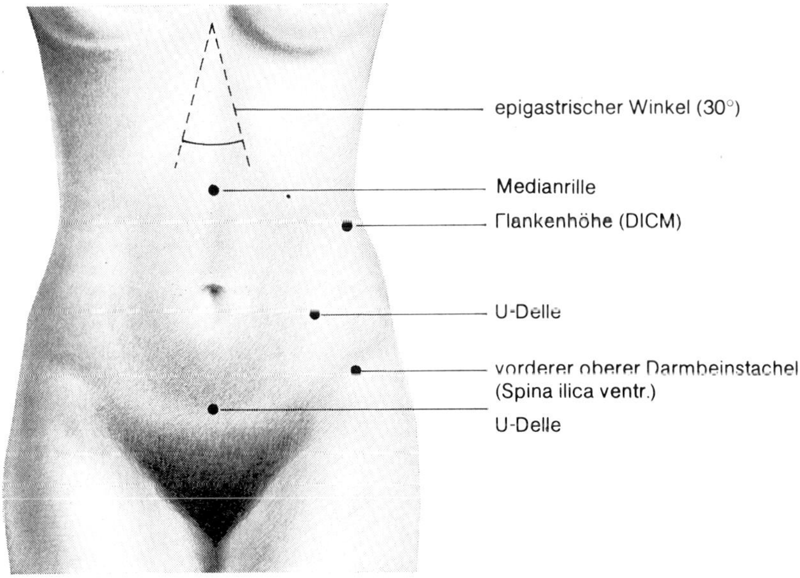

Abb. 2: Normales Bauchrelief.

II. Maßabnahme

Etliche Maße werden später bei den geeigneten Kapiteln besprochen. An dieser Stelle folgt die Darstellung von 4 Gesundheitsmaßen:

1. Das Bauchmaß (BM): Die rechte Hand des Untersuchers wird stark gespreizt und so auf die Linea interspinalis aufgelegt, daß die Abstände von Kleinfingerspitze zur linken Spina ilica ventralis und vom **Sattelgelenk** des Daumens (Metakarpo-karpal-Gelenk) zur rechten Spina ilica ventralis gleich groß sind (Abb. 3). Achtung! Nicht das Grundgelenk des Daumens mit dem Sattelgelenk verwechseln! Bei normalgroßem Bauch berühren die Spitzen von Daumen und Zeigefinger gerade den Rippenbogen rechts und links. Berühren sie ihn jedoch nicht, dann ist das Abdomen, somit die Bauchhöhle mit ihrem Inhalt, zu groß. Dies ist auch dann der Fall, wenn der Gemessene keinen „Bauch" im Sinne einer starken Vorwölbung aufweist. Das Abdomen kann symmetrisch oder unsymmetrisch vergrößert sein. Rechtsseitige Vergrößerung weist besonders auf Leber oder rechte Kolonflexur, linksseitige auf Magen, Querdarm oder linke Kolonflexur hin. Die Erweiterung ist zu messen, indem man die Querfinger zählt, die sich auf jeder Seite zwischen Daumen- bzw. Zeigefingerspitze und Rippenbogen einlegen lassen. Man registriert dann z. B.: BM re 2, li 1, vereinfacht BM 2/1. (Es wird die rechte Seite des Patienten zuerst gemessen.)

Die ideale Maßeinheit stellt die Spannweite der Patientenhand dar. Zahlreiche Messungen haben jedoch ergeben, daß die Spannweiten von unterschiedlich großen Menschen meist nur geringfügig differieren, wenn man davon ausgeht, die Meßpunkte, Daumen- und Zeigefingerspitzen, aneinanderzulegen. Die MAYR-Maße stellen **biologische Maße** dar, bei denen Abweichungen von einigen Millimetern keine Rolle spielen. Die Natur läßt einen gewissen Spielraum offen. Stärkere Abweichungen, die nach alter Tradition in Querfingern gemessen werden, sind durchaus zu verwerten.

2. Das Großbauchmaß (GBM): Zum Messen großer Abdomina eignet sich das GBM besser. Die Kleinfingerspitze der Untersuchungshand wird direkt auf die linke Spina ilica ventralis aufgelegt und die Hand in diesem Fixpunkt so lange gedreht, bis der Zeigefinger den linken Rippenbogen erreicht. Die Anzahl der Querfinger wird gemessen, die sich zwischen der aufgelegten Hand bis zur rechten Spina ilica ventralis einlegen lassen. (Oft bis 20 und mehr!). Die Größenveränderungen großer Bäuche sind damit schnell zu registrieren.

3. Das Dünndarmmaß (DDM): Die rechte Hand des Untersuchers wird drucklos, nur mit ihrem Eigengewicht, innerhalb der Spina, im

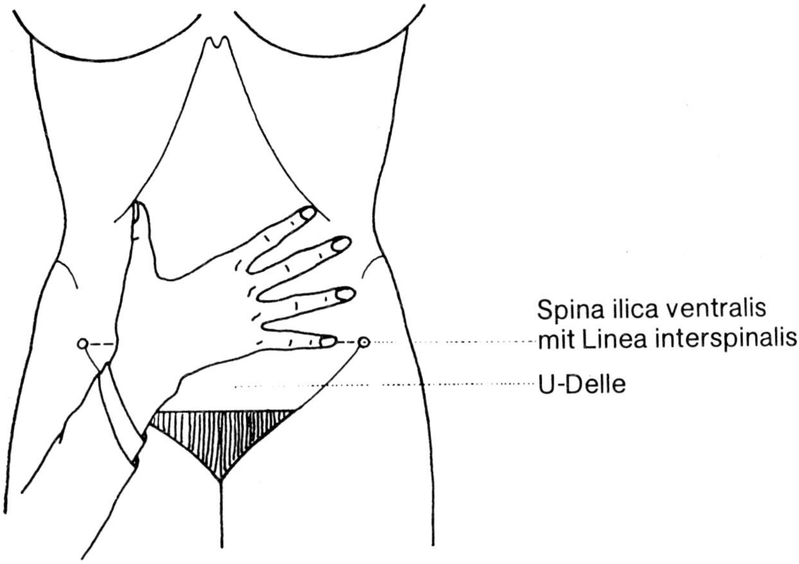

Abb. 3: MAYR-Maß Bauchmaß (BM). Normal 0/0 (keine Querfinger zwischen Daumen- und Zeigefingerspitze zum Rippenbogen einlegbar.

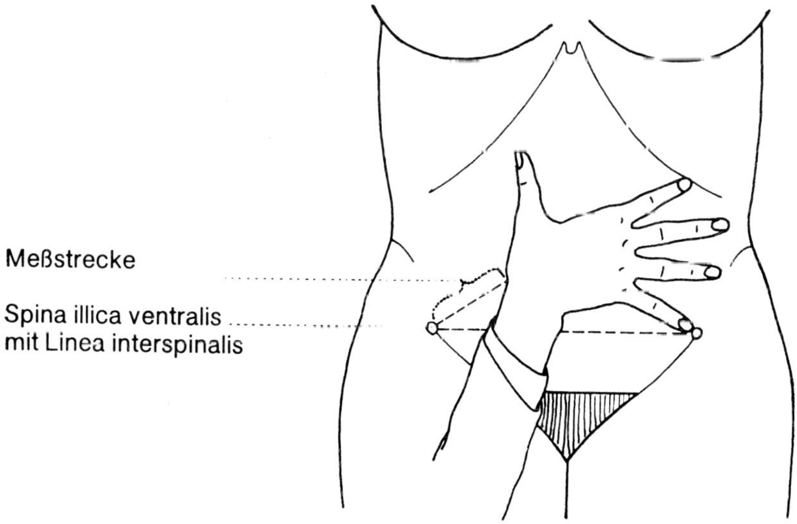

Abb. 4: MAYR-Maß Großbauchmaß (GBM). Gemessen wird die Zahl der Querfinger, die sich zwischen aufgelegter Hand und rechter Spina ilica ventralis einlegen lassen.

Bereiche der U-Delle, eingelegt; dies auf jeder Seite. Die Zahl der Querfinger die sich zwischen Spina ilica ventralis und Dünndarmkonvolut mühelos einlegen lassen, wird gezählt. Normal 4 Querfinger beiderseits; je kleiner die U-Delle, desto kleiner das DDM. Dieses Maß zeigt die Begrenzung des Dünndarmkonvolutes nach seitlich und unten an. Es läßt den Tonus des Dünndarmes feststellen. Bei Hypertonus wird es größer, bei Hypotonus kleiner, bis 0.

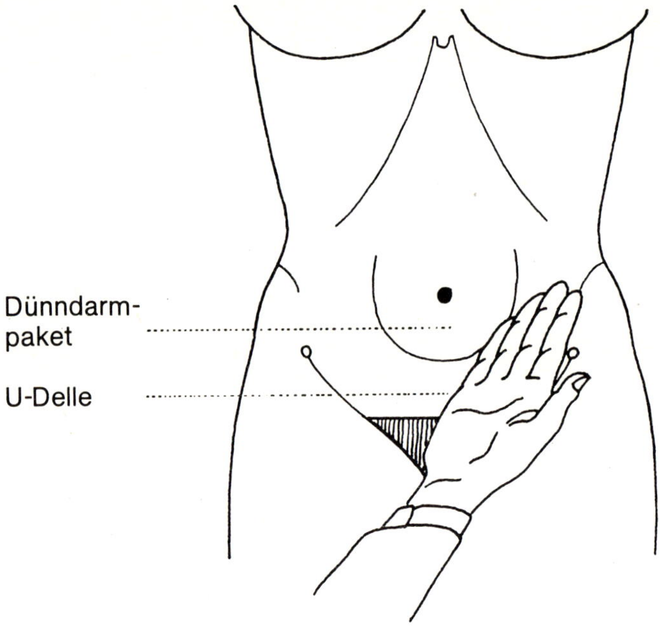

Abb. 5: MAYR-Maß Dünndarmmaß (DDM). Normal 4 Querfinger beiderseits.

4. Das Nabelmaß (NM): Dieses mißt die Ausdehnung des Dünndarmkonvolutes beiderseits des Nabels nach lateral. Mit der linken Hand, die mit ihrem Eigengewicht senkrecht auf den Bauch „einfallen" gelassen wird, ist die laterale rechte Dünndarmgrenze zu ertasten und zu markieren; sodann wird die Zahl der Querfinger festgestellt, die sich bis zum Nabel einlegen lassen. Dieselbe Messung erfolgt auf der linken Bauchseite. Normalmaß beiderseits 2 Querfinger. Je größer das NM, desto schlaffer der Dünndarm.

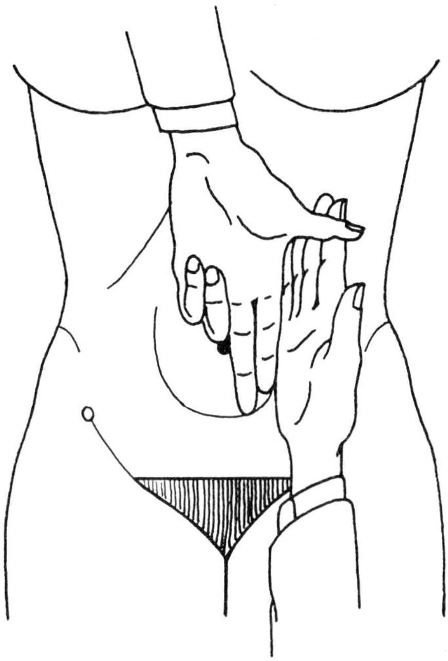

Abb. 6: MAYR-Maß Nabelmaß (NM). Normal beiderseits 2 Querfinger.

III. Perkussion

1. **Feststellung der Lungen-Lebergrenze rechts:** Perkussion entlang der Medioklavikularlinie rechts verrät den **mittleren Zwerchfellstand. Optimalstand ist die Höhe der 6. Rippe.** (Männliche Brustwarze entspricht der 4. Rippe.) Unter- oder Überschreiten des Optimalstandes bedeutet Zwerchfelltief- oder -hochstand.

Weitere Perkussion auf der gleichen Linie eruiert die **untere Lebergrenze. Optimalstand am Rippenbogen.**

2. **Feststellung der Beschaffenheit der Magenblase:** Perkussion knapp links der Medianlinie von Processus xyphoideus (Schwertfortsatz) nach abwärts. Beim Gesunden findet sich

a) **Konstante Höhe von 3 Querfingern,**

b) **nur weich-tympanitischer Klopfschall** (ohne metallischen Beiklang) und

c) **völlige Empfindungslosigkeit beim Beklopfen** (unangenehme oder Schmerzempfindung verrät Entzündung!).

Der Normalbefund spricht für normalen Tonus, normale motorische und sekretorische Funktion.

Jede kleinere und hartgespannt tönende Magenblase verrät **Hypertonus;** jede größere und schlaff bis dumpf tönende Magenblase bedeutet **Hypotonus;** oder bei hochgradiger Erschlaffung **Atonus.** Bei letzterem bestehen lange **Haken- bzw. Senkmägen.** Die Perkussion tönt wie auf einem zersprungenen Topf; oft entsteht das charakteristische **Plätschergeräusch** des tonuslosen Senk- oder **„Plätschermagens".**

Achtung! Jedes **Klingen** des Klopfschalles, jeder metallische oder „wimmernde" **Beiklang** spricht für gehemmte Entleerung des Magens durch Pylorospasmus. Es besteht **Gastro-duodenitis.** Die Duodenitis löst meist den Pylorospasmus als Schutzreflex aus (siehe sekundäre Gastritis S. 55). Hier wird die Perkussion unangenehm bis schmerzhaft empfunden und verursacht oft Verziehen des Gesichtes. Siehe auch Succussio gastrica (S. 135).

3. Feststellung der Schallart am übrigen Abdomen: Mit Ausnahme der Magenblase gibt es am **gesamten übrigen gesunden Abdomen ausschließlich Schenkelschall.** Tympanismus verrät Erschlaffung des Tonus mit gasigen Zersetzungsprozessen.

IV. Palpation

Sehe mit fühlendem Auge,
Fühle mit sehender Hand.
GOETHE

So wenig aus einem Kochbuch die Kochkunst erlernt werden kann, so wenig kann durch bloße Beschreibung die Kunst der Palpation vermittelt werden. F. X. MAYR, der sein Leben speziell dem Studium der Bauchorgane gewidmet hatte, handhabte diese Kunst in souveräner Manier. In Analogie zum Buch „Er redete mit den Tieren“ war man versucht, MAYRs Palpationskunst mit „er redete mit den Gedärmen“ zu vergleichen. Auch die manuelle Bauchbehandlung MAYRs, die auf dieser Kunst aufbaut, stellt ein leises Befragen und Antwort-Empfangen von den einzelnen Bauchorganen und Darmabschnitten dar. Nach wenigen Handgriffen soll der jeweilige Zustand begriffen und die Behandlungsintensität erfühlt sein, mit der in Kürze erstaunliche Wirkungen erzielbar sind. Die Untersuchung, auch in den tiefsten Tiefen der Bauchhöhle, muß stets angenehm, ja als Teil einer wohltuenden Behandlung empfunden werden. (Gleiches wird bei der Lymphdrainage des Bauchraumes von VODDER gefordert.) Jeder schmerzhafte Eingriff, jede Stichprobe ist ein Kunstfehler. Er erzeugt spastische Veränderung und Verzerrung des Bildes. MAYR lehrt nie mit Fingerspitzen, sondern stets mit Flächen zu tasten (Flächenpalpation), z. B. das Dünndarmkonvolut mit der gesamten Handfläche, das Sigma mit der ulnaren Handkante usw. Jeder stärkere Druck mit der Untersuchungshand ist verpönt. Er verändert nicht nur den Befund, sondern anämisiert die Tastkörperchen der Hand bis zur Unfähigkeit der Wahrnehmung. Palpieren darf daher immer nur überaus zart, sanft, mit einschmeichelnder Hand, „katzenpfötchenartig“, wie das Lesen der Blindenschrift, bei wohlentspannten Muskeln und Gelenken (Muskel- und Gelenksinne!) der gesamten Extremität erfolgen. Solches Einfühlen mit „sehender Hand“ erfaßt die Signaturen des zu Begreifenden, enträtselt seine Geheimnisse. Die Hände werden dann „Deine Professores“ (PARACELSUS).

Palpationsreihenfolge

> *Die Weichheit eines Abdomens ist ein Maß für die Güte der Verhältnisse im Abdomen im Allgemeinen und für die Güte der Verfassung des Verdauungsapparates im besonderen.*
>
> F. X. MAYR

1. Haut- und Unterhautzellgewebe

Zartes druck**loses** Umkreisen von Thorax und Bauch mit der ganzen gespreizten Hand läßt ermitteln:

Tonus der Haut, Glätte, etwaige Empfindlichkeit, umschriebene Ödeme, Gelosen in Reflexzonen (z. B. des Magens, der Galle), Asymmetrien, die meist besser ertastet als gesehen werden.

Der Gesunde besitzt prall-elastischen, glatten, gleichmäßigen Hautzustand ohne Ablagerungen, Verquellungen, Asymmetrien.

2. Muskulatur

Nochmaliges, jedoch sanft drückendes Umkreisen gemeinsam mit der an der Untersuchungshand haftenden Hautpartie läßt die Muskelspannung erfühlen. Hierbei ist der normale elastisch-weiche Myotonus des entspannten Muskels distinkt zu unterscheiden vom viel härteren Hyper-Myotonus, genannt **muskuläre Abwehrspannung** oder **Défense musculaire.** Letztere wird von sämtlichen Intensitätsstufen der Entzündung, begonnen von leichten bis zu hochakuten Prozessen im segmentzugehörigen Organ verursacht. Der Bauch fühlt sich in dieser Region, **dem jeweiligen Entzündungsgrad entsprechend, mäßig hart** bis **bretthart** an. **Der gesunde Bauch ist hingegen überall flaumig weich,** die untersuchende Hand sinkt allein durch ihr Eigengewicht tief ein, ohne auf Widerstand, Härte oder Abwehrspannung zu stoßen.

Mit einiger Erfahrung und Übung läßt sich die Défense einstufen in die Grade 1—4, wobei die Zahl 1 einer ganz geringen, die Zahl 4 jedoch einer voll ausgeprägten Abwehrspannung entspricht. Zur Registrierung hat sich ein Schema bewährt, in welches bei vorhandenen Défensen deren jeweiliger Grad an der entsprechenden Stelle vermerkt wird.

MAYR-Maß Défense

$^{3}{}_{3}\odot^{2}$

Keine Défense
(Zeichen bleibt unbeschriftet)

3 Stellen mit Défensen

Auch der **Thorax** des Gesunden ist überall **weich, elastisch und beiderseits gleichermaßen leicht eindrückbar.**

Bestehen jedoch innerhalb des Thoraxraumes krankhafte Zustände, so nehmen die segment-zugehörigen Zwischenrippenmuskeln eine Abwehrspannung ein. Als Folge kommt es zu einer regionalen Hartstellung bis Ausbuchtung des Thorax. Letztere hat MAYR als „Buckel" (z. B. Leberbuckel) beschrieben. Diese Veränderungen sind meist besser zu ertasten als mit dem Auge zu erkennen (siehe S. 96).

Der Zustand der Zwischenrippenmuskeln wird geprüft durch seitengleiches Umfassen und abwechselndes Eindrücken des Thorax.

3. Leber

Als erstes Organ ist die Leber zu palpieren, da sie als Folge weiterer Palpationen leicht ihre Größe verändert. Der Untersucher legt seine linke Hand sanft auf den rechten Oberbauch des Patienten auf, wobei die Ulnarkante des kleinen Fingers den Rippenbogen an der rechten Medioklavikularlinie berührt. Hier lauern die Finger, ob sie beim tiefen Inspirium den Leberrand erfühlen. Damit die eventuell gekantete Leber die linke Hand nicht unterlaufen kann, drückt die Rechte, unterhalb der Linken aufgelegt, in die Tiefe.

Die gesunde Leber läßt sich nur bei weichem tiefen Eindringen unter den Rippenbogen, das keinerlei Sensationen verursacht, **als weich-elastische Resistenz** (parenchymatöses Drüsenorgan ohne Kapselspannung) **erfühlen.** Die (zumeist) gelehrte Technik mit eindrückenden Fingerspitzen ist gröber und läßt nur ausgeprägtere Abweichungen palpieren.

4. Dünndarm

Der gesunde Dünndarm bildet ein einheitlich zusammengeballtes Schlingenkonvolut, das mit einer Hohlhand von unten her gut umfaßt werden kann. Es fühlt sich **gleichmäßig weich** an und läßt durch elastisches Ausweichen seiner Schlingen eine Betastung bis zur Leibeshöhlenrückwand zu. Dabei treten nirgends Défensen oder empfindliche Druckpunkte auf.

Der **hypertone** Dünndarm verursacht die eingezogenen Bauchkonturen des hohlen „Kahnbauches“ (siehe später); er macht den Bauch hart. Oft kann von der Bauchdecke her das Pulsieren der Bauchaorta gefühlt und gesehen werden.

Der **hypo- bis atonische** Dünndarm ist ein uneinheitlich zerfließendes, gesenktes, mit Inhalt und Gasen angeschopptes Schlingengebilde. Er fühlt sich je nach Inhalt teigig, weich, schlaff bis gasig-ballonartig aufgetrieben an. Sehr häufig finden sich Mischformen von unterschiedlich tonisierten Darmabschnitten nebeneinander.

5. Dickdarm

Über jedem gesunden Bauchorgan ist die Bauchdecke weich, ohne Spannung. **Das gesunde Kolon ist daher in nahezu seinem ganzen Verlauf bis an die Flexuren heran gut palpabel.** Es kann **zirkulär umgriffen** werden, d. h. im Querschnitt gesehen beiderseits bis 6 Uhr: Verringerte Umgreifbarkeit spricht für Entzündungsprozeß von Kolon und Nachbarschaft: **Kolitis mit Perikolitis.** Letztere, durch Schwellung und Druckschmerzhaftigkeit bei bestehender Blut- und Lymphstauung charakterisiert, kann auch benachbarte Nervenäste, wie Nervi subcostales und deren in den Rücken ziehende Rami perforantes dorsales erfassen; oder Wurzeln des Plexus lumbosacralis. Oft erzeugen sie Rücken- und Kreuzschmerzen, Lumbago, Radikulitis, Wurzelischias. Diese erweisen sich als therapieresistent, wenn nicht die verursachende Kolitis behoben wird. Ein Fingerdruck auf das entzündete Perikolon genügt meist, um den Zusammenhang nachzuweisen. Darmsanierung beseitigt einen hohen Prozentsatz dieser ansonst therapieresistenten oder chronisch rezidivierenden Radikulitiden.

Palpation des gesunden Kolons löst Peristaltik aus: Der Füllungszustand des tastbaren Wulstes ändert sich; er wird voller, praller, entleert und entzieht sich darauf der tastenden Hand usw. Das gesunde Kolon ist leicht mit der Hand aus seiner Lage wegzuschieben, schnellt aber elastisch wieder zurück. Auf Druck und Zug reagiert es schmerzlos.

Kriterien des gesunden Dickdarmes sind somit:

1. Umgreifbarkeit von 6—6 Uhr;
2. schmerzlose Verschieblichkeit mit elastischem Rückschnellen;
3. Auslösung der Peristaltik.

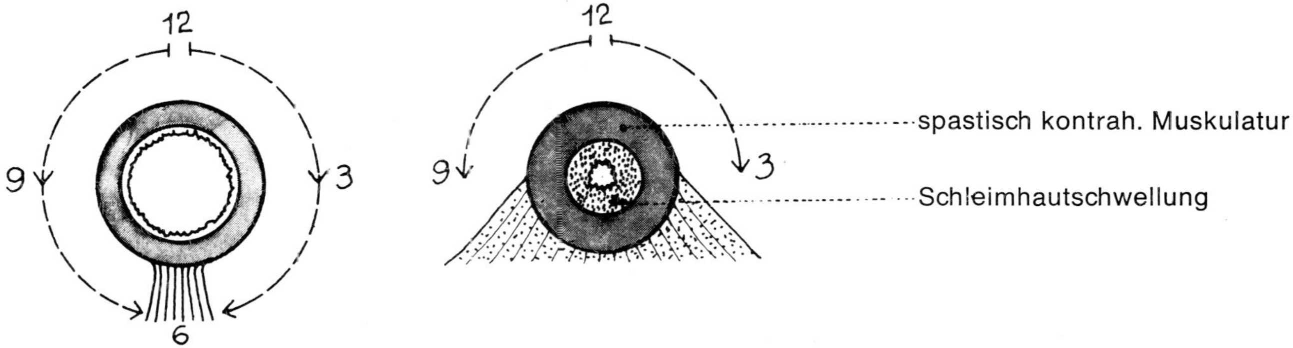

Abb. 7: Tastbefund bei gesundem Kolon (beiderseits umgreifbar von 6—6 Uhr); bei entzündetem Kolon, Kolitis mit Perikolitis (beschränkt umgreifbar, hier von 9—3 Uhr).

Die einfachste Form der **Registrierung** abnormer Zustände des Dickdarmes erfolgt durch Bezeichnung der Umgreifbarkeit. z. B.: **Aszendens 6—6 Uhr, Deszendens 3—9 Uhr usw.**

a) **Sigma und Deszendens:** Darübergleiten und sanftes Darunterdringen unter den Kolonwulst mit der Ulnarkante der rechten Hand lassen die obigen 3 Kriterien prüfen.

b) **Zökum und Aszendens:** Palpation wie Sigma- oder mit Daumen-Daumengriff (Radialränder beider gestreckter Daumen in einer Linie aneinandergelegt). Das Zökum soll nicht unter die Interspinallinie reichen, ansonst besteht Erschlaffung. Prüfung der 3 Kolonkriterien!

Quatschen im Zökum: Dieses verrät flüssig-breiig-gasförmigen Inhalt. Wenn es nicht durch Einnahme von salinischen Wässern, wie Karlsbader-, Bitter-, Glaubersalz, hervorgerufen wurde, so spricht das Quatschen im Blinddarm stets für pathologischen Reizzustand des Dünndarmes. Die **Darmentleerungen** solcher Patienten sind häufig so, wie es der Inhalt des Zökums erwarten läßt, nämlich ebenfalls flüssig-breiig. Ebenso häufig wird jedoch auch von normal geformtem Stuhl oder von Obstipation berichtet. Offensichtlich wird in letzteren Fällen ein großer Anteil des flüssigen Darminhaltes bei der weiteren Kolonpassage in die Blut-Säftebahn resorbiert. Wenn diese resorbierten Flüssigkeitsanteile durch die Schleimhäute des Kolons nicht eine hochgradige Filterung und Entgiftung erfahren, so tritt durch ihre Resorption stets eine **Autointoxikation vom Darm her** ein. **Quatschen im Zökum bedeutet somit Dünndarmentzündung** — in den meisten Fällen — **intestinale Autointoxikation.**

c) **Querkolon:** Der gesunde Querdarm läßt sich nur bei starker Inspiration in der Magengrube als quer verlaufender Wulst ertasten. Dazu werden die Kuppen der Finger 2—5 beider Hände zu einer einheitlichen Tastlinie (Fläche!) vereint (8-Fingerkuppengriff).

Der **hypertone** Querdarm verläuft als verkürzter oft nur fingerdicker derber schmerzempfindlicher Strang, straff gespannt wie eine Wäscheleine zwischen beiden Flexuren (corde colique).

Der **hypo- bis atonische** Querdarm bildet einen oft bis tief in das kleine Becken herabreichenden Bogen. Die Transversoptose ist Hypo- bis Atonie des Querdarmes. Der zur linken **Flexur** ansteigende Schenkel des Bogens liegt dann mit dem **absteigenden Dickdarm** parallel („Doppelflinte“), die linke Dickdarmdecke wird zur Knickstelle, zu einem Passagehemmnis, das zur Flexurenkolitis und zu Kotrückstau führt. Der **atonische Querdarm** ist knapp über der Symphyse zu ertasten.

6. Gallenblase

Die gesunde Gallenblase ist nicht tastbar. Die Bauchdecke über ihr ist nicht druckempfindlich, weich eindrückbar, ohne Défense.

Eine tastbare, mehr oder weniger pralle, aber nicht schmerzhafte Gallenblase ist einfach gestaut. Schmerzhaftigkeit der Gallenblase bedeutet Entzündung des Organs. Diese ist um so stärker, je ausgeprägter die Schmerzempfindlichkeit und je größer die Abwehrspannung der Muskeln über der Gallenblase ist.

Widersprüche zum Röntgenbefund

Röntgenbilder können den Tatbestand wesentlich ergänzen, besonders wenn sie Divertikel, Ulzerationen oder Tumore aufdecken; andererseits, vor allem im Dünndarmbereich, erreichen sie nicht die Subtilität des Palpationsergebnisses. Viel seltener zeigt das Kontrastbild entzündliche Veränderungen in Dünn- und Dickdarmabschnitten als die Untersuchung nach MAYR. Letztere läßt bei der Mehrzahl aller Untersuchten **umschriebene entzündlich veränderte Darmpartien nachweisen.** Der scheinbare Widerspruch zum Röntgenbefund entsteht durch die verschiedenen Intensitätsstufen der Entzündung: Während die Palpation nach MAYR schon **leichte** Stadien von Jejunitis, Ileitis und Kolitis aufdeckt, zeigt das Röntgen nur viel weiter fortgeschrittene Prozesse.

Die angeführten Schädigungszeichen, wie muskuläre Abwehrspannung, Härte des Bauches, Druckempfindlichkeit, eingeschränkte Umgreifbarkeit, verringerte Beweglichkeit, Schwellung von Mesenterium oder Mesokolon, gasige Auftreibung usw. können durch Darmsanierung beseitigt oder zumindest deutlich verringert werden. **Unauffällige Röntgenbilder von Dünn- und Dickdarm allein sind nicht in der Lage, Gesundheit der Verdauungsorgane zu beweisen.**

Demonstrare ad dolores

Die Schmerzen sind's, die ich zu Hilfe rufe. Denn sie sind Freunde, Gutes raten sie.

GOETHE, Iphigenie

Die diagnostische Bedeutung der Défense musculaire läßt sich mit einem Kunstgriff demonstrieren, dessen Anwendung an sich nicht im Sinne F. X. MAYRs liegt. Er sollte — wenn überhaupt — als letzter Handgriff der Bauchuntersuchung erfolgen. Nicht selten mißtraut ein Patient seinem Zahnarzt, wenn er von der Notwendigkeit der Behandlung eines von ihm für gesund geglaubten Zahnes erfährt. Erst wenn der Zahnarzt die kranke Stelle sondiert und den Mißtrauischen ein Schmerz durchzuckt, dann wandelt sich der „ungläubige Thomas" blitzartig in den gläubigen Patienten. Analog kann sich ein Kranker, z. B. ein Herzkranker, verhalten, wenn er von Darmentzündung, Fasten oder Diät erfährt: Er wäre doch „völlig verdauungsgesund", sein Magen vertrüge selbst „Kieselsteine", und sein Darm funktioniere „pünktlich wie die Uhr". Hier braucht der Arzt nur genau an der Stelle der größten Abwehrspannung mit einem Finger in die Tiefe zu bohren, er trifft damit mitten in die Entzündungsregion — so folgen jähe Schmerzäußerung, spontane Ausweichbewegung und die „Wandlung des ungläubigen Thomas" zum gehorsamen und gläubigen Diätpatienten.

Die Tonuslehre nach F. X. MAYR

Wir lernen vom Leben doch mehr als von den Dozenten.

VON BERGMANN

Auf der Suche nach Merkmalen, die den normal und den krankhaft funktionierenden Darm voneinander unterscheiden, kam MAYR zu den Phänomenen des Tonus. Spannkraft oder Tonus besitzt jedes Lebewesen. Auch die Pflanze drängt und wendet sich kraftvoll nach der Sonne; der niedergetretene Grashalm richtet sich durch seine Spannkraft wieder hoch; ebenso geschmeidig widersteht der Baum Sturm und Wetter. Der abgebrochene Zweig hingegen hängt schlaff, welk herab, weil er Tonus und Leben verloren hat. Auch am Menschen läßt sich sein Tonus leicht erkennen. Der Gang und die Haltung des trainierten gut tonisierten Athleten ist klar von der des kränklichen, krummrückigen tonusarmen Stubenhockers zu unterscheiden.

Die Leiche besitzt keinen Tonus. Kein Anatom und kein Pathologe setzte sich daher mit dem vitalen Tonus wissenschaftlich auseinander. Das Geheimnis des Tonus ist eine Frage des Lebens. Es kann vom Toten nicht erfragt werden. MAYR war hier auf eigene Forschung angewiesen.

Lehrreicher Fall

Da kam eine 30jährige Frau mit hochgradiger Enteroptose zu ihm. Sie hatte mehrere Schwangerschaften hintereinander durchgemacht. Ihre Bauchhaut war papierdünn, die Konturen von Magen, Dünn- und Dickdarm waren deutlich erkennbar. Der Magen hing weit unter den Nabel, der Querdarm bis zur Symphyse hinunter. Hier konnte MAYR wie im Bilderbuch die Wirkung seiner manuellen Bauchbehandlung beobachten. Schon nach wenigen Minuten zarten Drückens und Einwirkens auf die Gedärme rückten Magen und Querdarm um eine Handbreite höher, verkleinerten sich und zeigten offenkundig Verbesserung ihres vordem elenden Tonus. Überraschend war auch, daß es nach der Behandlung nicht möglich war, die Gedärme wieder in ihre vorige gesenkte Lage zurückzuziehen. Sie entglitten jedes Mal federnd der herabziehenden Hand und „turnten" sich sogleich wieder in ihre neue Position zurück, die sie nun **aktiv**, unbeeinflußbar, aufrecht erhielten. Dieser Zustand verbesserte sich im Laufe der nächsten Wochen noch weiterhin durch die gleichzeitig durchgeführte Schon- und Reinigungskur des Verdauungsapparates.

Die Lehre aus diesem und anderen ähnlichen Fällen zwang MAYR, alles Gelernte über die Ursache der Enteroptose zu revidieren. Magerkeit, Erschlaffung und Überdehnung der Bauchdecken waren demnach nicht die Ursache, sondern nur eine mögliche Begleiterscheinung der Eingeweidesenkung. MAYR hatte mit seiner manuellen Therapie ja weder Gewicht noch Bauchdecken verändert, wohl aber die Ptose deutlich vermindert! Verantwortlich für Entstehung und Rückbildung der Senkung erwies sich der Tonus allein! Nachforschungen ergaben:

1. Die topographische Lage des gesunden Magens, Dünn- und Dickdarmes wird — abgesehen von ihren Fixationsvorrichtungen — von ihrem Tonus bestimmt;

2. die Formen, Längen, lichten Weiten aller Hohlorgane hängen von ihrem Tonus ab;

3. gesunde Gewebe oder Organe besitzen gesunden Tonus (Normotonus), kranke Gewebe hingegen abnormen Tonus (Hyper-, Hypo-, Atonus).

Der Tonus stellt ein Kriterium für die augenblicklich vorherrschende Gesundheitssituation eines Gewebes dar: Je besser der Tonus, desto besser der Zustand; je schlechter der Tonus, desto schlechter der Zustand.

Entstehung abnormer Tonuszustände

> *Es sind vor allem die im kranken Verdauungsapparat entstehenden Gifte, die den Tonus verändern, die Gesundheit untergraben und den Menschen krank, vorzeitig alt und häßlich machen.*
>
> F. X. MAYR

Der Tonus hängt ab:

1. vom eigenen Gewebetonus, dem sogenannten plasmatischen oder Autotonus und
2. vom zugehörigen vegetativen Nervensystem.

Beide Faktoren können tonusverändernd beeinflußt werden. **Mechanisch-physikalisch** und **chemisch-toxisch** angreifende Noxen können **direkt**, etwa vom Lumen eines Hohlorgans auf diese einwirken; oder **indirekt**, hämatogen, lymphogen oder neural den Tonus über vegetative Schaltstellen verändern. Die Veränderungen erfolgen je nach Art der Noxe, Toxizität, Menge und Dauer der Einwirkung. Sie richten sich stets nach dem Gesetz der Ablaufstufen der Intoxikation.

Ablaufstufen der Intoxikation

Die Abwehr der Gifte durch das „Fließsystem Organismus“ ist das, was wir als „Krankheit“ bezeichnen.
H. H. RECKEWEG

Wirkt eine Noxe in ausreichender Stärke und Dauer auf ein Gewebe ein, so treten die folgenden Reaktionsstufen auf:

1. das Exzitations- oder Erregungsstadium
2. das Paralyse- oder Lähmungsstadium
3. das Atrophie- oder Verkümmerungsstadium
4. der Tod.

1. Das Exzitations- oder Erregungsstadium

Hier zeigt sich ganz allgemein das Anfangsbild einer akuten Vergiftung oder einer akuten Infektionskrankheit mit Aufbäumen aller Abwehrkräfte: Schüttelfrost, Übelkeit, Erbrechen, Krämpfe, übersteigerte Tätigkeit der Ausscheidungsorgane, etwa Durchfälle, Harnflut, Auswürfe, Schweißausbrüche usw. Hierher gehören auch die Einleitungsphase der Narkose und das Anfangsstadium der Alkoholvergiftung mit enthemmtem Sprechen, Singen, Schreien, Raufen, Randalieren usw.

Analog ist das Bild beim lokalen toxischen Angriff auf ein Gewebe oder Organ. Auch dieses gerät in Übererregung, Übersteigerung. **Der Normotonus geht in Hypertonus über.** Kontraktion oder Spasmus tritt auf. Pupillen werden eng, Hohlorgane krampfen sich zusammen, Krämpfe oder Überfunktionen prägen das Bild. Die Gesichtshaut kontrahiert sich zur Facies spastica (siehe später!), die Körperhaut zur Cutis anserina (Gänsehaut), die Muskulatur zum Schüttelfrost, Mund und Lippen werden eng und schmal, die Haut erblaßt durch Kapillarkontraktion, klebriger Schweiß tritt auf (Übererregung der Schweißdrüsen), Haare stehen zu Berge (Übererregung der Mm. erectores pili) usw.

Mit Beendigung der Toxineinwirkung tritt wieder das Normalstadium ein, der Hypertonus wird zum Normotonus. Bei weiterer Gifteinwirkung folgt hingegen:

2. Das Paralyse- oder Lähmungsstadium

Hier bewirkt das Gift bereits Erschlaffungs- bis Lähmungserscheinungen. Der Kranke liegt kaum oder nicht ansprechbar, reaktionsarm bis reaktionslos, erschöpft, schlaff, apathisch, somnolent, bewußtseinsgetrübt bis bewußtlos darnieder. Dies entspricht in der Narkose dem Lähmungsstadium mit Erschlaffen der Muskeln und Nachlassen bis Schwinden der Reflexe. Der Patient liegt in tiefer Betäubung am Operationstisch. Bei der Alkoholvergiftung zeigt sich in diesem Stadium das Bild des Vollrausches: Der Betrunkene liegt „stockhagelbesoffen" am Steinboden, ohne es zu wissen.

Analog ist die lokale Gifteinwirkung auf ein Gewebe: **Der Hypertonus geht in Hypotonus über.** Verengung und Übererregung weichen Erschlaffung und Untererregung, Reaktionsarmut bis Lähmung. Pupillen werden ganz weit, Hohlorgane erweitern ihr Lumen, Gewebe werden schlaff, weit, träge, etwa wie der Darm bei schlaffer Obstipation. Die blasse Haut kann hochrot bis blaurot werden, da die Kapillaren erschlaffen, die Zirkulation verlangsamt, der Sauerstoffgehalt sinkt. Die Haut wird trocken (Lähmung der Schweißdrüsen), die Haare werden matt und trocken (Lähmung der Talgdrüsen) usw.

3. Das Atrophie- oder Verkümmerungsstadium

Es entsteht aus den vorigen Stadien durch besonders intensive oder besonders lang anhaltende Gifteinwirkung. Während aber die bisherigen Stadien sich noch diesseits des *„biologischen Schnittes"* (RECKEWEG) befinden, d. h. diesseits einer Grenze, bis zu der jede Intoxikation weitgehend **reversibel** bleibt, stehen die Schäden des Atrophiestadiums bereits jenseits dieser Grenze. Sie sind **irreversibel:** nicht mehr rückbildungsfähige, degenerative Prozesse aller Art, Verminderung der Gewebesubstanz, Gewebeschwund bis Organschrumpfung. **In den Geweben geht der Hypotonus in Atonus über.**

Die hypotonen Hohlorgane, Magen, Darm, Gallenblase usw. werden zu atonischen, nahezu formlosen, weiten, sackartigen Gebilden; Schleimhäute degenerieren zur Atrophie, die Haut wird immer dünner, substanzärmer bis zum Extrem der papierdünnen, pergamentartig zerknitterten Facies atrophicans plicatissime plicata (siehe Abb. 45).

Das Stadium der Atrophie entsteht sehr langsam im Sinne eines allmählichen degenerativen Verkümmerungsprozesses. Ein Gewebe wird nicht in seiner Gesamtheit schlagartig betroffen, sondern es verkümmern nur Anteile davon. Die übrigen Anteile halten eine Restfunktion aufrecht. Dem Grad des Ausfalles entsprechend zeigen sich verschiedene Grade der Atrophie. MAYR lehrt 3 Grade der Atrophie voneinander abzugrenzen. Jene Gewebeanteile, die bereits degeneriert sind, regenerieren sich kaum mehr, jedoch ist noch eine Zustandsverbesserung über die nicht degenerierten Anteile möglich. Wirken jedoch weiterhin Noxen auf die Gewebe ein, dann gelingt es nicht, den Verkümmerungssprozeß aufzuhalten. Die Funktionen der Organe werden zunehmend insuffizienter, die Produktionen der Drüsen versiegen, der Zustand geht unaufhaltsam über in

4. Der Tod

Er folgt auf jede genügend hohe und lange genug einwirkende Toxinmenge.

Die Reihe sämtlicher Ablaufstufen der Intoxikation ist daher schematisch:

1. Normalzustand →	*2. Exzitation* →	*3. Paralyse* →	*4. Atrophie* →	*5. Tod*
einhergehend mit Normotonus	mit Hypertonus	mit Hypotonus	mit Atonus	

Diagnostische Konsequenzen

Gesundheit ist Freisein von Giften und Giftschäden.
H. H. RECKEWEG

Besitzt ein Gewebe normalen Tonus, so bedeutet das, daß seine tonusbeeinflussenden sensiblen Reizrezeptoren und seine segmentzugehörigen vegetativen Nerven gesund sind, d. h. frei von schädigenden Einwirkungen. Daraus ergeben sich folgende Zusammenhänge:

1. bei Feststellung von Normotonus: im untersuchten Bereich keine Toxineinwirkung, normaler Gesundheitszustand, normale sensibel-vegetative Situation („Normosensibilität"), und daher auch normale Funktion (Normomotorik, Normosekretion).

2. bei Feststellung von Hypertonus: im untersuchten Bereich toxisch bedingtes Exzitationsstadium, somit Hypersensibilität mit übererregten, übersteigerten, unökonomischen Reizfunktionen (Hypermotorik, Hypersekretion).

3. bei Feststellung von Hypotonus: im untersuchten Bereich toxisch bedingtes paralytisches Stadium, somit Hyposensibilität mit verlangsamt-verzögerter, unökonomischer Funktion (Hypomotorik, Hyposekretion).

4. bei Feststellung von Atonus: im untersuchten Bereich Asensibilität mit beträchtlich herabgesetzten bis insuffizienten oder fehlenden Funktionen (Amotorik, Asekretion).

Die Feststellung des Tonus erfolgt besonders einfach an der Haut (siehe Humoraldiagnostik!) und an den Hohlorganen. Auf den Verdauungskanal bezogen bedeutet dies in schematischer Darstellung:

Tonus des Verdauungskanales und Entzündung

Der Darm ist der Vater aller Trübsal.
Arabisches Sprichwort

Finden in einem Verdauungsabschnitt Zersetzungsprozesse statt, dann gerät dieser Abschnitt als Folge der Toxineinwirkung in das Stadium der Exzitation: Er wird zum **hypertonen** engen Rohr. Hält die Toxineinwirkung längere Zeit an, so gesellen sich zum Hypertonus noch die Zeichen der **Entzündung** hinzu: Intensive Durchblutung **(Rubor)** und Erwärmung **(Calor)**, Schwellung der Schleimhaut (hier **„Tumor"**), Schmerz oder Druckschmerz **(Dolor)** und gestörte Funktion **(Functio laesa)**. Außerdem nimmt die entzündete Region eine **Schutzstellung** ein. Wie ein Gelenk, dessen Synovia entzündet ist, durch gleichmäßige Kontraktur der Beuger und Strecker eine

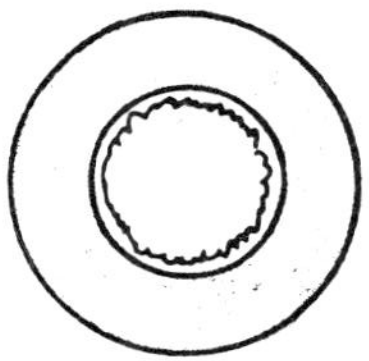

Normotoner Darm:

Normalstadium
normosensibel
normomotorisch
normosekretorisch
optimale Form
und Funktion

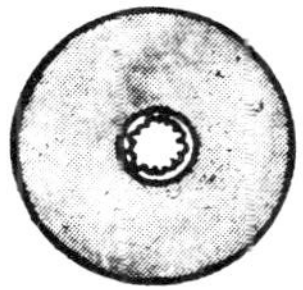

Hypertoner Darm:

Exzitationsstadium
hypersensibel
hypermotorisch
hypersekretorisch
Form verengt
Reizperistaltik bis
spast. Obstipation

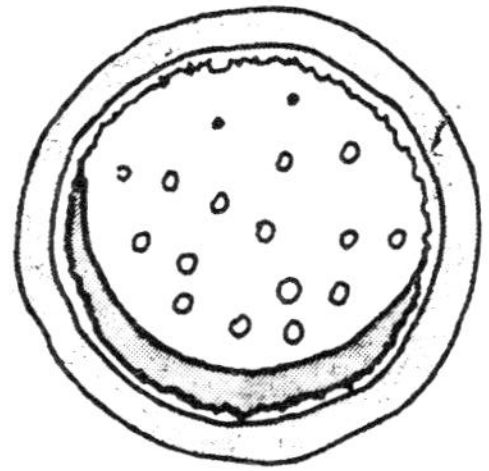

Hypotoner Darm:

Paralyt. Stadium
hyposensibel
hypomotorisch
hyposekretorisch
schlaff erweitert
träge Peristaltik
Inhaltsvermehrung
Speisenzersetzung

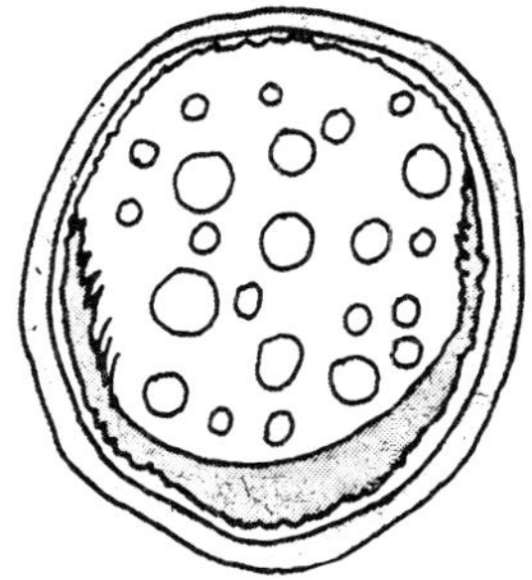

Atonischer Darm:

Atrophie-
Stadium
asensibel
amotorisch
asekretorisch
sackartig auf-
getrieben,
stagnier.
Inhalt, Zerset-
zungsprozesse

Abb. 8: Tonusschema am Darmtrakt.

schützende Mittelstellung einnimmt, so fixiert der entzündete Verdauungsschlauch durch gleichzeitige Innervation der Längs- und Ringmuskulatur sein Lumen auf sogenannte **starre (spastische) mittlere Weite.** Auf diese Weise wird die geschwollene empfindliche Schleimhaut am besten geschützt. MAYR: „Mittelstellung eines Darmes heißt dauernde spastische Einstellung seines Lumens auf mittlere Weite als Zeichen entzündlicher Veränderungen seiner Schleimhaut". Gleichzeitig retrahiert sich der entzündete Abschnitt aktiv in eine schützende Lage im Bauchraum, möglichst nahe an seine Fixationsstellen an der hinteren Leibeswand.

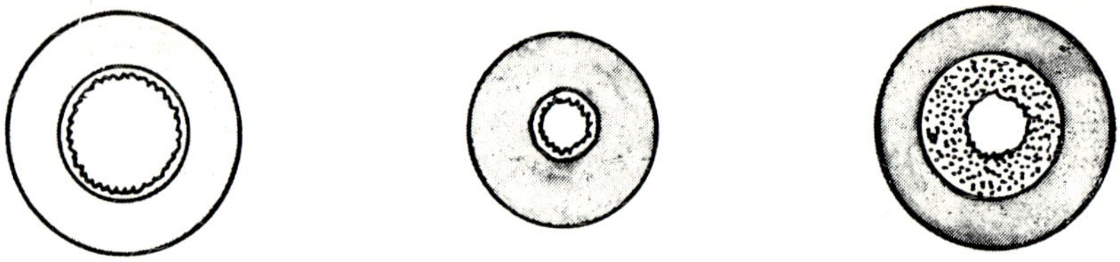

Normotoner Darm:	**Hypertoner Darm ohne Entzündung:**	**Hypertoner Darm mit Entzündung:**
weich elastisch, beweglich, leicht umgreifbar, druckschmerzlos	kontrahiert, eng, bis knorpelhart, druckschmerzlos, ohne Schwellung der Schleimhaut	harte spastisch kontrahierte Mittelstellung, Schleimhautschwellung, Druckschmerz, Défense

Abb. 9: Querschnittschema: Hypertoner Darm ohne und mit Entzündung.

In den Entzündungszustand können auch hypo- bis atonische Abschnitte des Verdauungstraktes gelangen. Bei letzteren kontrahieren sich die restlichen noch nicht erschlafften elastisch-muskulären Elemente zur Einnahme einer Mittelstellung. Als Resultat entstehen dadurch **Mischbilder von Erschlaffung mit partiellen hypertonen Kontrakturen.**

Jeder entzündete Verdauungsabschnitt zeigt:

1. Abwehrspannung (Défense) in seinem Bauchdeckensegment,
2. Härte durch die organeigenen hypertonen Schutzstellungskontrakturen (spastische Mittelstellung).
3. verminderte Umgreifbarkeit und Bewegbarkeit des entzündeten Organs,
4. Druckschmerz.

Mit einiger Übung lassen sich nicht nur diese 4 Entzündungskriterien feststellen, sondern auch, ob ein leichter, mittlerer, stärkerer oder besonders schwerer Entzündungsgrad vorliegt. Der jeweilige Entzündungsgrad kann dann mit den Ziffern 1—4 bezeichnet werden, z. B. „Jejunitis 3“ bedeutet stärkerer Entzündungsgrad im Bereiche des Jejunums.

Knapp oberhalb entzündlich veränderter Verdauungsabschnitte pflegt der Organismus auf reflektorischem Wege einen Schutzspasmus herzustellen. Dieser sorgt dafür, daß die kranke Region geschont wird, weil vom oral befindlichen Darminhalt so lange nichts oder nur wenig weitertransportiert werden kann, bis sich der Spasmus wieder löst (Veto nach oben). Die Mehrzahl aller Entzündungen des Magens entsteht auf folgende Weise: Befindet sich eine besondere **„Wetterecke“** des Verdauungsapparates, nämlich das **Duodenum,** im Entzündungszustand, dann tritt zu seinem Schutz ein Pylorospasmus auf. Als Folge muß der vom Magen weiter zu transportierende Mageninhalt oft längere Zeit liegen bleiben, was schließlich zur Inhaltszersetzung und Schleimhautreizung führt. Es entsteht nach MAYR die *„sekundäre Gastritis“*, sekundär, da sie aufgrund des primär erkrankten Duodenums verursacht wird. Diese Patienten klagen über zu lange Verweildauer der Speisen im Magen, über Aufstoßen von Luft, Speiseresten, Säure und Völlegefühl. Die *„primäre Gastritis“* hingegen wird durch primäre Schädigung des Magens bewirkt, durch schlechtes Kauen, eiskalte Getränke usw.

Der Verdauungstrakt als Fokus

Warum der Magen-Darm-Kanal als Focus morbi bisher so wenig Beachtung, die Tonsillen und Zähne aber fast eine Überbewertung erfahren haben, ist mit Vernunftsgründen kaum zu belegen.

K. GUTZEIT

Jede Entzündung geht mit gestörter Funktion einher. Eine entzündliche, geschwollene Schleimhaut weist veränderte Permeabilität auf. So stellte z. B. HENNING fest, daß bei Entzündung der Magenschleimhaut das schon in Spurendosen eminent wirksame Jod in vermehrter Menge zur Resorption gelangt. GUTZEIT*) wies nach, daß

*) GUTZEIT, K.: Über die Gastroenteritis. J. F. Lehmanns Verlag, München 1933.

bei Entzündung des Dünndarms die bei der Spaltung und Fermentation der Ingesta freiwerdenden Zwischenprodukte ungenügend abgebaut, vermindert entgiftet und unzureichend weiterbefördert werden. **Bei Entzündung gelangen bestimmte resorbierbare Stoffe zu schnell und bestimmte andere, nicht zur Resorption geeignete Stoffe ungehindert in die Säftebahn.** Daher stellt der gesunde Dünndarm nicht nur das wichtigste Resorptionsorgan, sondern auch die wichtigste Schranke gegen intestinal entstehende Noxen dar. Dementsprechend bezeichnet MAYR die **Schleimhaut des Verdauungstraktes, vor allem des Dünndarms, als die erste, der Leber vorgeschobene Entgiftungsstation des Organismus.** Die Erfahrung mit Darmreinigungskuren läßt an Hand vieler tausender Fälle keinen Zweifel offen, daß der **entzündlich veränderte Verdauungskanal in ähnlicher Weise einen Focus morbi darstellt wie etwa streuende Tonsillen oder Zähne.** Allerdings spielt die Entzündung des Verdauungstraktes wegen ihrer größeren Verbreitung und ihrer viel selteneren Erkennung volksgesundheitlich eine unvergleichlich verhängnisvollere Rolle. Dazu kommt, daß die Mehrzahl aller partiell oder generell auftretenden Entzündungsprozesse im Magen-Darmtrakt subjektiv keine oder nur geringfügige lokale Symptomatik hervorruft; es kommt aber früher oder später zu **Fernsymptomen** durch intestinale Autointoxikation. **Ein hoher Prozentsatz aller Fälle mit Kopfschmerzen, Migräne, Depressionen, Herz-Kreislauf- und Durchblutungsstörungen, verschiedener allergischer und rheumatischer Prozesse, diverser Hauterkrankungen usw. ist vom entzündlich veränderten Verdauungstrakt verursacht.** Auch eine Fülle anderer extraabdomineller Krankheitszustände, Störungen und Beschwerden sind auf Einwirkung intestinaler Noxen zurückzuführen oder durch Intestinaltoxikose **mit**verursacht. Diese Zusammenhänge werden aber bis heute noch in den allerwenigsten Fällen erkannt. Sie lassen sich aber durch die Diagnostik nach MAYR und durch die Resultate einer gründlichen Darmsanierung unwiderlegbar nachweisen.

Vereinfachte diagnostische Kurzfassung:

Je weicher ein Abdomen, desto freier ist es von hypertonischen und entzündlichen Veränderungen.

Je härter ein Abdomen, je druckempfindlicher, desto ausgeprägter sind entzündliche Veränderungen. Alle ausgeprägten Entzündungen der Magen-Darmschleimhaut gehen mit fehlerhafter Resorption und intestinaler Intoxikation einher. Letztere ist humoraldiagnostisch erkennbar (siehe S. 110).

Lage und Form der Eingeweide

Der Schöpfer hat dem Menschen den Verstand gegeben, damit er mit ihm die wunderbare Ordnung in der Natur erkenne ...

Johannes KEPLER

1. Dickdarm

Der Darmkanal läßt sich mit einem Gummischlauch vergleichen. Denkt man sich einen solchen Schlauch an zwei Aufhängevorrichtunggen fixiert, ähnlich wie dies beim Dickdarm an den Flexuren der Fall ist, so wird ein Gummischlauch dank seiner Elastizität eine leicht gebogene Form annehmen, wie Bild 1 auf Abb. 10. Füllt man diesen Schlauch mit Flüssigkeit und verschnürt seine Enden dicht, so wird er entweder Lage und Form unverändert beibehalten oder der Schwerkraft nachgeben und seine ursprüngliche Gestalt verlieren (Bild 2 u. 3).

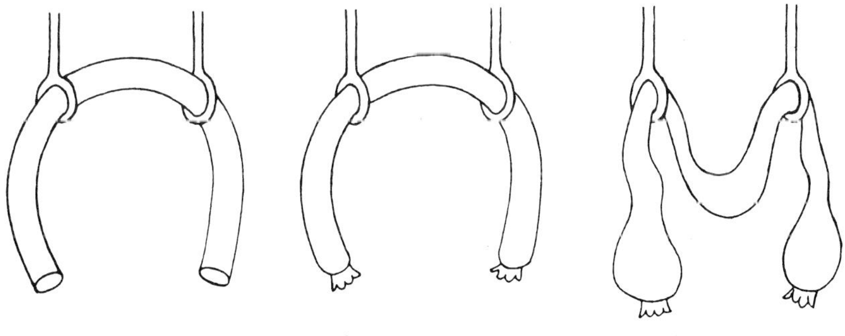

1. Lage u. Form des aufgehängten leeren Gummischlauches

2. Lage u. Form des gefüllten Schlauches bei guter Spannkraft (Lage- u. Formschema des normotonen Kolons)

3. Lage u. Form des gefüllten Schlauches bei schlechter Spannkraft (Lage- u. Formschema d. hypo- u. atonischen Dickdarmes).

Abb. 10: Tonus und Formschema des Kolons.

Die Entscheidung, ob der gefüllte Schlauch unverändert bleibt oder nicht, liegt in der Kraft seines **Tonus.** Der normotone, der hypotone und atonische Dickdarm verhalten sich entsprechend verschieden.

Das gesunde (normotone) Kolon hält im Leer- und im Füllungszustand unverändert seine bogig gerundete Form aktiv aufrecht. Die Rundbogenform ermöglicht allein die zweckmäßigste und kräftesparendste Funktion. Im Gegensatz zu ihr bietet der hypotone und noch mehr der atone Dickdarm das funktionsunfreudige Bild der Erschlaffung, Ermüdung, Verformung, Senkung. Atonische Kolonschlingen liegen oft den Kleinbeckenorganen auf, wie vollgefressene Schlangen auf sonnigem Lager: armdick erweitert, angeschoppt, träge, reaktionsarm. Die rundbogig verlaufenden Flexuren (= ökonomische Passage!) sind hier eingeengt bis scharf geknickt. Die linke Flexur, die topographisch höher liegt als die rechte, bildet mit einer oft bis 180grädigen Umkehr ein Passagehemmnis („doppelflinten"-artiger Kolonverlauf). Von hier staut sich häufig der schwer über den Knick zu transportierende Stuhl als Kot-Kolonne bis zum Zökum hin. An dieser Stelle entwickeln sich auch die ersten kolitischen Entzündungsvorgänge, die dann weitergreifen und fallenweise zu bösartigen Prozessen führen. Alle Kotstaubereiche, Rektum, linke Flexur, Zökum (Rückstaugebiet), atonisches (daher verlängertes und erweitertes) Sigma und rechte Flexur sind bekanntlich Karzinom-Prädilektionsstellen.

2. Magen

Auch dieser ist zwischen 2 Fixationsstellen aufgehängt: zwischen dem Hiatus ösophagicus am Zwerchfell und dem Übergang des Pars superior in die Pars descendens des Duodenums. Da ein gesundes Organ stets jene Lage und Form einnimmt, die optimale und kräftesparende Funktion ermöglicht, zeigt der **gesunde Magen die (normotone) Stierhornform nach HOLZKNECHT** (Abb. 11). Bei dieser nimmt das Volumen und die physiologische Raumerweiterungsmöglichkeit des Organs gerade eine Größe ein, die einer ausreichenden, nicht aber einer exzessiv großen Speisemenge Platz bietet. Nimmt das Individuum jedoch mehr an Nahrung zu sich als bekömmlich ist, so wehrt sich der normotone Magen und befördert das Zuviel per Schub wieder nach oben zurück (normaler Brechreflex) *). Die Konfiguration des gesunden Magens gewährleistet einen kräftesparenden Weitertransport der magenverdauten Speisen. Man vergleiche dazu den atonischen Magen!

Der hypertone Magen (Abb. 12) zeigt eine verkleinerte, straff kontrahierte Form mit verstrichenen Kurvaturen und verkleinertem Lumen. Daher werden nur kleine Speisemengen auf einmal vertragen. Die Entleerung ist hypermotorisch (beschleunigt). Während der rein hypertone Magen selten anzutreffen ist, finden sich häufig **Mischbilder** von hypo- und atonischen Mägen mit partiellem aufgepfropftem Hypertonus, bedingt durch entzündliche Vorgänge: Gastritis, Gastroduodenitits, Begleitgastritis bei Ulkus und malignen Prozessen. Hier

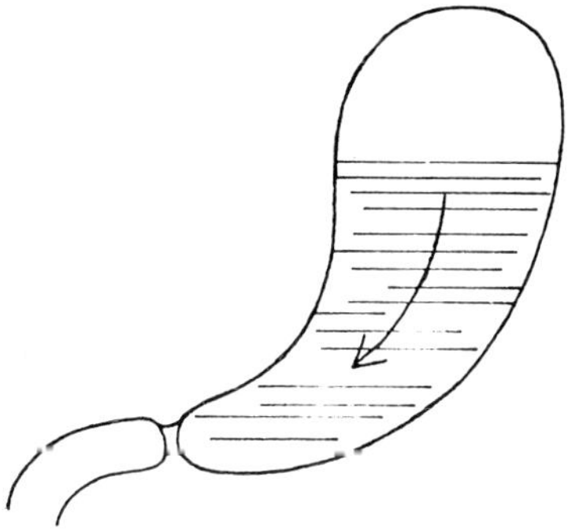

Abb. 11: Schema Magen normoton: Stierhornform, optimale ökonomische Funktion, Normalvolumen, Magenblase perkutorisch 3 Querfinger hoch, weicher Tympanismus.

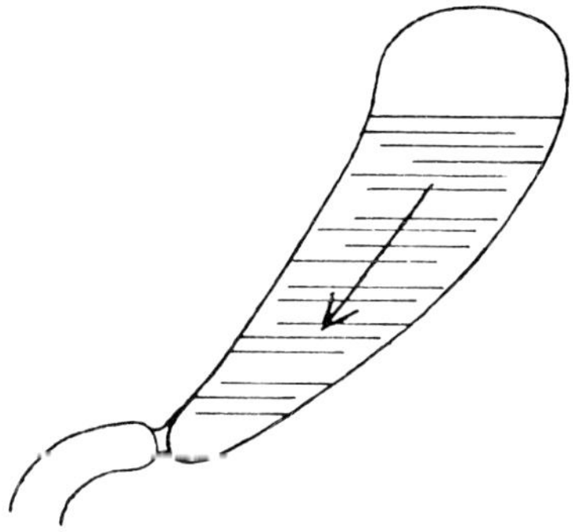

Abb. 12: Schema Magen hyperton: Form kontrahiert, Lumen verengt, nur kleine Speisemengen werden auf einmal vertragen. Funktion beschleunigt (schnelle Entleerung). Perkut. Magenblase kleiner als 3 Qfg., hart, gespannter Tympanismus.

---

*) BRAUCHLE erzählt von einem Metzgermeister, der in seiner Jugend zum Frühstück regelmäßig 20—30 Bratwürste gegessen und dazu 4—5 l Wein getrunken hätte. Daraus schloß er: „Ein Mensch mit einer derartigen Verdauungsleistung kann nur eine absolute Gesundheit haben.“ Nach MAYR ist das Gegenteil der Fall: Der Metzger war verdauungsgeschädigt im Stadium der Paralyse! Funktionslähmung der Verdauungs-Schutzreflexe (Würg-, Brech- und Sättigungsreflexe), die den Organismus vor übermäßiger Nahrungs- und Flüssigkeitszufuhr schützen sollen, sowie Atonus des Magens, der zum Riesensack erweitert alle hineingestopften Substanzen wehrlos annehmen mußte, da er sich infolge Tonuslähmung nicht mehr wehren konnte. Hier ist dem hervorragenden Naturheilarzt Prof. BRAUCHLE einmal ein Irrtum unterlaufen.

zeigen sich Abwehrspannung über dem Magen, metallisch klingender Perkussionston, Schmerzempfindlichkeit bei Perkussion und Succussio gastrica (siehe später!).

Der hypotone Magen (Abb. 13) zeigt je nach Erschlaffungsgrad eine Quer- oder Hakenform, ist gesenkt, besitzt vergrößerte Magenblase mit dumpfem (tonusarmem) Perkussionston. Infolge Hyposensibilität ist die Verweildauer der Speisen verlängert. Stärkerer Füllungsdruck oder reizenderer Inhalt wird benötigt, um Tätigkeit anzuregen. Der Speisentransport in das Duodenum ist wegen der gesenkten Form unökonomischer als bei normotonem Magen.

Der atonische Magen (Abb. 14) zeigt extreme Erschlaffung und reicht oft in das kleine Becken. Die hochgradig verminderte Sensibilität und Motorik läßt die Speisen sehr lange im „Magensack“ verweilen, wo sie häufig der Zersetzung anheimfallen. Perkussion und Succussio gastrica ergeben wegen weitgehend fehlendem Tonus Hin- und Herschwappen des Mageninhaltes mit Plätschergeräusch.

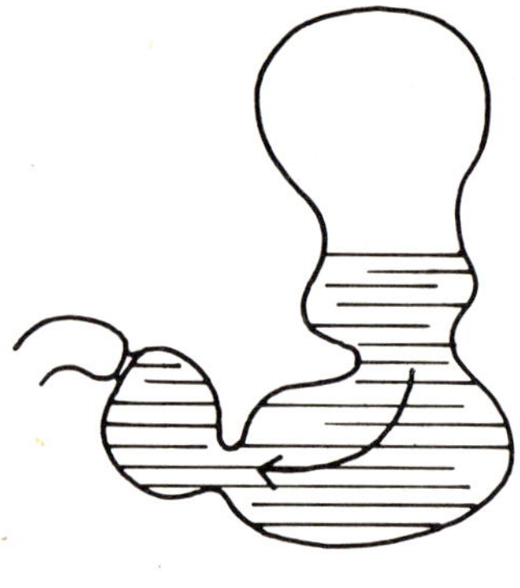

Abb. 13: Schema Magen hypoton: Quermagen, schlaff, leicht gesenkt, Lumen erweitert. Funktion verlangsamt, Hyposensibilität, unökonomische Hypomotorik. Perkut. Magenblase über 3 Querfinger dumpf.

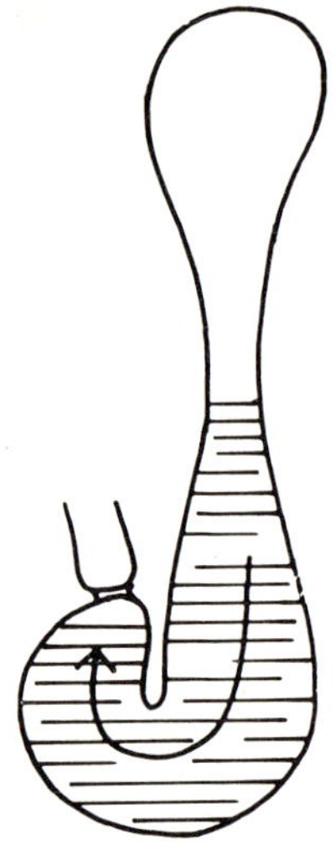

Abb. 14: Schema Magen atonisch: Extrem erschlaffter Sack, Ptose oft bis in das kleine Becken, sehr träge, unökonomische Funktion, große Magenblase mit Plätschergeräusch („Plätschermagen“).

3. Der Dünndarm

Seine Fixationsstellen sind:

1. Der Durchtritt des Duodenums durch das Querkolongekröse,
2. das unterste Ileum, das vor dem Zökum an der dorsalen Bauchwand fixiert ist,
3. das Dünndarmgekröse mit seinem Zentrum in Nabelhöhe vor der Wirbelsäule; es sorgt wie ein Halfter für sinnvolle Gliederung der einzelnen Darmschlingen untereinander.

Der normotone Dünndarm verdankt seine Lage

1. seinen **Fixationsstellen,**
2. seinem **Tonus**, der das Darmkonvolut **aktiv** in seiner Position rund um die Fixationsstellen zusammenhält, und
3. der **Cohäsion.** Wie 2 Glasplatten, zwischen denen sich etwas Flüssigkeit befindet, miteinander fest verbunden sind, so haften normotone Schlingen innig aneinander. Die sich berührenden cohärenten Schlingen stellen jeweils einen Abklatsch voneinander dar und bilden so eine funktionelle Einheit. Peristaltische Wellen, Druckveränderungen durch Zwerchfelltätigkeit, Körperbewegungen usw. wirken sich daher stets auf das ganze Organ aus.

Der Dünndarm, dessen Länge zwischen 5—7 m angegeben wird, bestimmt maßgeblich Relief, Form und Größe des Bauches. Im normotonem Zustand ist er von einer gespreizten Hand umgreifbar.

Bedeutung der U-Delle: Die aktive Aufrechterhaltung der Lage des Dünndarms erzeugt im unteren Bauchraum einen **negativen Druck.** Dieser buchtet die Bauchdecke ober der Symphyse ein und erzeugt die U-Delle (Abb. 2). Dieser Unterdruck ist wichtig, da er die Beckenorgane vor Belastung von oben schützt und den Rückfluß des venösen Blutes aus den unteren Extremitäten und dem Becken durch Sog unterstützt. Tritt jedoch Hypo- bis Atonie des Dünndarms auf, so wandelt sich der negative Druck in einen positiven um. Der schlaffe Darm drückt nach abwärts, verschlechtert die Durchblutung der Unterleibsorgane und fördert bei der Frau hormonelle und Menstruationsstörungen, Entstehung von Entzündung und Verlagerungen, wie Senkung von Blase und Gebärmutter. Der Druck auf die venösen Abflußgebiete wieder begünstigt Bildung von Hämorrhoiden und Krampfadern.

Der hypertone Dünndarm hält sich wie der normotone aktiv, jedoch durch Kontraktion verkrampft in seiner Lage um die Verankerungen an der dorsalen Bauchwand. Dadurch entsteht ein kleiner, eingezogener, „hohler“, harter, jedoch nicht empfindlicher Bauch: der **nicht entzündliche Kahnbauch** (S. 67). Hyperton veränderte Darmabschnitte befördern ihren Inhalt hypermotorisch, das heißt beschleunigt, weiter. Darunter leidet die Qualität der Nahrungsaufschließung und die Gründlichkeit des Weitertransportes der Ingesta. Die **Selbstreinigung,** jener feinsinnige Säuberungsvorgang, der sich in jedem gesunden Darmabschnitt als „Feinputz“ nach Weitertransport des Inhaltes so vollzieht, daß der Darmabschnitt wieder völlig sauber von sämtlichen Inhaltsresten wird, kommt zu kurz. Es bleiben kleinste Partikelchen von Ingesta-Rückständen liegen. Diese „Verschmutzung“ mit nicht rechtzeitig weitertransportierten, stagnierenden Inhaltsresten stellt einen Nährboden für Darmkeime dar, die toxische Substanzen produzieren und die Schleimhäute entzündlich verändern. So entwickelt sich aus dem **nicht entzündlichen** der **entzündliche Kahnbauch** (S. 68).

Er ist druckempfindlich und größer. Hier finden sich häufig im Röntgenbild Kontrastmittelreste zu einer Zeit, in welcher der Großteil des Kontrastbreies schon den Dünndarm verlassen hat: Marmorierung, Schummrigkeit. Daraus läßt sich eine mangelhafte Selbstreinigung erkennen, ein Befund, der jedoch noch wenig Beachtung findet, obgleich er diagnostisch und therapeutisch enorme Bedeutung besitzt. Die von den im stagnierten Darminhalt wuchernden Keimen produzierten Toxine bewirken eine Autointoxikation.

Der hypotone und atonische Dünndarm ist erschlafft, dilatiert und elongiert. Er hält nicht mehr aktiv seine Lage ein, sondern fällt in die Ptose. Entsprechend dem Grad seiner Erschlaffung zeigt er **verringerte Reflexerregbarkeit (Hyposensibilität), mangelhafte Peristaltik (Hypomotorik) und herabgesetzte Sekretion (Hyposekretion).** Vermehrter Füllungsdruck oder -reiz sind nötig, um Tätigkeit anzuregen. Der schlaffe Darm wird daher stets voller als der normotone. Da ihn kleine Inhaltsmengen weder zu motorischen noch zu sekretorischen Leistungen veranlassen, erweist sich das natürliche Selbstreinigungsvermögen als mangelhaft. Als Folge bleiben Inhaltsreste wandständig liegen. Das Vorhandensein von Ingesta-Rückständen („Verschmutzung“) führt zur Dysbiose mit Gärungs- bzw. Fäulnisdyspepsie, mit Bildung von Toxinen, Entzündungsprozessen und Autointoxikation.

Der hypotone und der atonische Darm beanspruchen entsprechend dem Grad ihrer Erschlaffung, Erweiterung und Inhaltsvermehrung zusätzlichen Raum für sich. Dies führt zu Verformungen des Bauches und kompensatorischen Haltungsveränderungen.

Die Enteropathie und das Enteropathie-Syndrom

Die Wände des erschlafften Darmes sind verschmutzt entsprechend dem Grad ihrer Erschlaffung.
F. X. MAYR

1. Die Enteropathie nach F. X. MAYR

Am geschädigten Verdauungstrakt findet sich selten ein Tonuszustand allein. Meist sind mehrere nebeneinander anzutreffen. Auch normale und entzündlich veränderte Abschnitte zeigen sich nebeneinander. Das von MAYR beschriebene bunte Bild des ubiquitären chronischen Darmschadens, die Enteropathie nach MAYR, wurde mit den häufigsten und markantesten Kriterien von BARTUSSEK folgendermaßen zusammengefaßt:

1. Hypotonie beträchtlicher Darmanteile,
2. mangelhafte Selbstreinigung mit Auftreten von Ingesta-Rückständen,
3. Ptose von Dünndarmanteilen,
4. Dysbakterie mit Dyspepsie und Toxinbildung,
5. partielle Entzündungen.

Die Enteropathie kann oft durch lange Zeiträume subjektiv völlig symptomlos verlaufen. Häufig geht sie aber auch mit intestinalen Beschwerden einher, mit Obstipation, Durchfällen, Gärungs- oder Fäulnissymptomen, breiigen Stühlen, Meteorismus, Flatulenz, Völlezuständen, gastrischen Beschwerden, Appetitstörungen, Heißhunger, Übelkeit, Brechreiz, Krampfzuständen, Roemheld-Syndrom usw. Auch eine sehr breite Palette von intestinal-toxisch verursachten Symptomen kann in Erscheinung treten, so im Bereiche des Herzens, der Gefäße, des Kopfes, der Nieren, der Wirbelsäule, der Haut usw. In allen Fällen geht die Enteropathie mit minderwertiger Nahrungsaufschließung (**Mal digestion**) und Resorption (**Mal resorption**) einher und führt durch die intestinale Toxinbildung zu einer erheblichen **Belastung der Leber.**

Die Existenz stagnierter Inhaltsreste im Darm läßt sich bei der Mehrzahl aller durchgeführten Fasten- und Darmreinigungskuren nachweisen: oft treten durch längere Zeitabschnitte mißfärbige, auffallend übelriechende Darmentleerungen auf, nicht selten finden sich darin auch Kerngehäuse, Apfel- und Tomatenschalen oder andere Speisereste, die vor Wochen zum letzten Mal genossen worden sind. Mitunter gelangen auch verkrustete, mit Schleimhautanteilen verbakkene alte Sterkoralien und Kotsteine zur Ausscheidung, gelegentlich erst nach mehrwöchiger Kurdauer. Vor der Entleerung solcher Rückstände können durch teilweise Resorption Vergiftungszustände auftreten: Übelkeit, Brechreiz, Erbrechen, Tachykardien, Kollaps, Schweißausbrüche usw. Nach der Entleerung folgt schlagartige Zustandverbesserung. Das vordem extrem blaß bis grau-grünlich verfärbte Gesicht wird wieder rosig, auch Euphorie tritt auf.

Ein Enterologe erklärte einmal dem Verfasser, daß nach 3tägigem Purgieren jeder Darm völlig leer zu machen sei. Aber nach 25jähriger Praxis mit tausenden Darmreinigungskuren können nur die Sätze MAYRs bestätigt werden:

„Die Wände des hypotonen und hypomotorischen Darmes sind stets verschmutzt entsprechend dem Grad seines Hypotonus. Solcher Darm ist selbst nach mehrtägigem strengen Fasten noch nicht leer von alten Speiseresten.“

Als therapeutische Konsequenz erinnert MAYR an das alte Ärztewort: Bene curat, qui **bene** purgat! Dabei sei das zweite „bene“ besonders zu betonen. Es bedeutet nach MAYR nicht ein Purgieren mit chemisch angreifenden Laxantien, nicht mit volumenerzeugenden Quellmitteln und nicht mit besonders zellulosereicher Kost. Es bedeutet vielmehr den vor allem durch Fehler der Ernährungsweise überforderten und übermüdeten Darm zu **schonen,** damit er sich **erholen** und **gesunden** kann, um selbsttätig seine Funktionen, und damit auch seine **Selbstreinigung,** wieder „bene“ vollziehen zu können.

2. Das Enteropathie-Syndrom nach F. X. MAYR

Die chronische Verdauungsstörung ist die Mutter der meisten Krankheiten.

L. KUHNE

Ein Syndrom stellt bekanntlich einen Symptomenkomplex von verschiedenen zusammengehörigen Symptomen dar. Die Zusammengehörigkeit muß nicht auf den ersten Blick erkennbar sein. Dies trifft besonders auf das Enteropathie-Syndrom nach F. X. MAYR zu. Es wurde von BARTUSSEK mit Aufzählung der folgenden Trias präzisiert:

1. Enteropathie nach F. X. MAYR (S. 63).
2. Haltungsveränderung (einschließlich der Bauchform) (S. 79).
3. Intestinale Autointoxikation (erkennbar an humoraldiagnostischen Kriterien) (S. 106).

Die **Enteropathie** nach MAYR führt **immer** zu **Haltungsveränderungen** und aufgrund der Darmverschmutzung, Dysbiose und Toxinbildung zur **intestinalen Autointoxikation.** Daher sind die 3 Krankheitszeichen: **Enteropathie + Haltungsveränderung + intestinale Autointoxikation** als echte, eng zusammengehörige Trias zu werten. Bei Feststellung eines einzelnen dieser 3 Zeichen müssen immer die beiden anderen ebenfalls nachweisbar sein.

Im Nachfolgenden werden die noch fehlenden Kriterien des Enteropathie-Syndroms näher behandelt.

Die Bauchformen nach F. X. MAYR

„Hier muß nicht Speck weg, sondern Dreck weg!“
Dr. MAYR drastisch zu einem Prominenten, der seinen vermeintlichen „Speckbauch“ verlieren wollte.

Es ist psychologisch interessant, daß die meisten Besitzer eines großen Bauches Wert darauf legen, „nur“ einen Speck- oder Fettbauch zu haben. Dem Fettbauch wird offenkundig unter den zu großen Bäuchen ein höherer Status eingeräumt. In Wirklichkeit ist der reine Fettbauch außerordentlich selten. Wenn nicht andere Umstände vorliegen, wie Gravidität, große Tumoren oder pathologische Flüssigkeitsansammlungen in der Bauchhöhle, ist **jeder zu große Bauch fast ausnahmslos auf abnorme Veränderung des Tonus und damit des Füllungszustandes des Verdauungsschlauches** zurückzuführen. Zu Recht sagt Volksweisheit: „ein leerer Sack steht nicht!“ und dementsprechend kann ein „leerer Bauch“ sich nicht prall vorwölben *). Der zu große Bauch ist ein zu voller Bauch, weshalb man auch von **Voll-leibigkeit** spricht, was vom An-füllen bis zur Völle und Über-völle kommt, während das Gegenteil, die **Hohl-leibigkeit** durch Hunger oder Verkrampfung des Darmes verursacht wird.

Nach MAYR unterscheiden wir 7 Bauchformen:

1. Normalbauch
2. schiefer Bauch
3. Kahnbauch
   a) Hungerbauch und kleiner Kahnbauch
   b) entzündlicher Kahnbauch
4. Gasbauch
5. Kotbauch
   a) schlaffen Kotbauch
   b) entzündlichen Kotbauch

---

*) Der dicke PTOLEMÄUS V. erhielt vom Volk den Beinamen Physikon, das heißt Schmerbauch. Der sächsische Kurfürst AUGUST sorgte dafür, daß er nur den Beinamen „der Starke“ erhielt. SHAKESPEARE ließ seinen vollbäuchigen FALSTAFF sagen: „Wenn ich berühmt bin, will ich abnehmen!“ Die Leibesfülle — Vollbäuchigkeit hat viele berühmte „gewichtige“ Persönlichkeiten psychophysisch belastet: NERO, HEINRICH VIII., LUDWIG XIV., Zarin ELISABETH, Hermann GÖRING usw.

6. Gas-Kotbauch
   a) schlaffer Gas-Kotbauch
   b) entzündlicher Gas-Kotbauch
7. Fettbauch (Rarität)

1. Normalbauch

Siehe Beschreibung Seite 32! Er ist heute nur außerordentlich selten anzutreffen.

2. Schiefer Bauch

Dieser Bauch ist schief, d. h. seine linke Hälfte ist kleiner als die rechte. Das Jejunum, das die linke, und das Ileum, das die rechte Bauchhälfte vorwölbt, befinden sich in unterschiedlichem Tonuszustand, z. B. Jejunum hyperton, Ileum hypoton. Der schiefe Bauch entwickelt sich auch oft im Verlaufe einer Darmreinigungskur eines vorwiegend hypotonen Darmes, wenn zunächst nur das Jejunum normoton wird (sicheres Gesundungskriterium!).

3. Kahnbauch

Dieser ist ein „Hohlbauch" mit starken Einziehungen der vorderen Bauchwand („Hungergruben").

a) Der Hungerbauch und der kleine Kahnbauch (= nicht entzündlicher Kahnbauch)

Findet längere Zeit keine Nahrungsaufnahme statt, dann verkleinert sich die Eingeweidemasse um den Inhalt ihrer Hohlorgane. Es bildet sich der **Hungerbauch**, das Bild eines sehr kleinen, unwillkürlich stark eingezogenen Leibes.

Die gleiche Form entsteht, wenn der Darm hyperton wird, wodurch er ebenfalls sein Volumen verkleinert, den Darminhalt ausstößt und weitere Nahrungszufuhr beschränkt. Dies kann eintreten durch Genuß verdorbener Speisen, durch Vergiftung, durch Infektion, etwa „Bauchgrippe" mit Durchfall, oder über das ZNS (Meningitis). Dieser **„kleine Kahnbauch"** zeigt wie der Hungerbauch eine zu kleine oder noch normal große Apertura abdominis, unterscheidet sich jedoch durch seine Härte (Hypertonus) vom weichen Hungerbauch (Normotonus).

b) Der entzündliche Kahnbauch

Er geht aus dem kleinen Kahnbauch hervor, wenn Noxen länger auf die Schleimhaut einwirken und Entzündung hervorrufen. Da entzündete Därme in raumfordernde Mittelstellung gehen, kommt es hier zur schutzreflektorischen **Weiterstellung der Apertura abdominis,** zur **Défense musculaire** der Bauchmuskulatur und zur **Druckschmerzhaftigkeit,** entsprechend dem jeweiligen Entzündungsgrad. Die physiologische Bauchatmung wird durch unphysiologische **Brustkorbatmung** ersetzt (s. Abb. 16, S. 71 und Abb. 23, S. 75).

4. Gasbauch

Beherrschtheit in der Kost ist die Mutter aller Heilmittel.

MOHAMMED

Überwiegen im Magen-Darmkanal hypo- bis atonische Verhältnisse, dann sind die schlaffen Hohlräume mit größeren Inhaltsmengen erfüllt. Die Ingesta, der Speisebrei, die Drüsensäfte u. a. Flüssigkeiten werden hypomotorisch, d. h. verlangsamt weitertransportiert, ungenügend peristaltisch durchgeknetet und unterliegen teilweise Zersetzungsprozessen. Stehen dabei **Gärungs**vorgänge im Vordergrund, so bilden sich Gase, welche die Darmschlingen aufblähen und bis zur mächtigen ballonförmigen Auftreibung des Leibes führen können. Nicht selten spannt der Gasdruck den Bauch zur prallen Trommel auf, erzeugt eine Fülle verschiedener Beschwerden bis zu den — auch in der Veterinärmedizin gefürchteten — Windkoliken. Gasgefüllte Darmschlingen drängen zum höchsten Punkt im Raum. Beim Stehenden wölben sie den Oberbauch vor, drücken in Richtung Zwerchfell und Herz (ROEMHELD!), während sie bei Rückenlage zur Nabelgegend drängen und sich dort perkutorisch nachweisen lassen.

Bei der Entwicklung des Gasbauches schwinden anfangs die Dellen des Bauchreliefs; dann folgen Weiterstellung der Apertura abdominis, reflektorische Höherstellung des Zwerchfelles und kompensatorische

Haltungsänderung mit Vorwölbung des Oberbauches: **beginnender Gasbauch.** Später entsteht der **eiförmige Gasbauch** und zuletzt der **kugelförmige Gasbauch.**

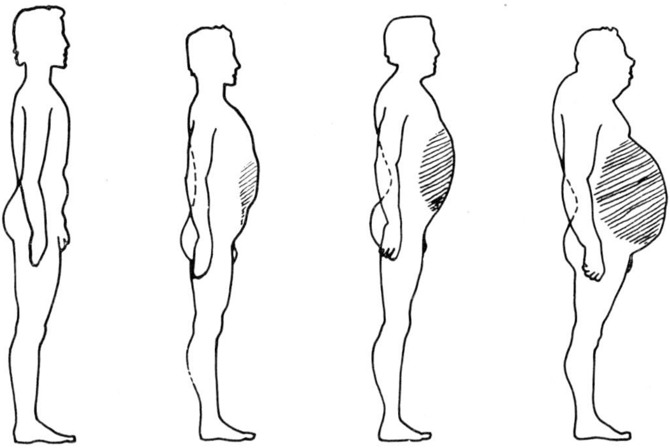

normal beginnender eiförmiger kugelförmiger Gasbauch

Abb. 15: Entwicklungsstadien des Gasbauches. Man beachte die Thoraxhebung und Halsverkürzung!

5. Kotbauch

Der heutige Mensch sitzt, ißt und denkt zu viel.

LIEK

a) Der schlaffe Kotbauch

Auch bei diesem überwiegen hypo- bis atonische Verhältnisse, jedoch sind hier die Darmschlingen mit einem meist durch Fäulnisprozesse abnorm veränderten Darminhalt gefüllt. Während gasgefüllte Darmschlingen stets zum höchsten Punkt im Raume streben, folgen die mit flüssig-breiigem Inhalt angeschoppten Schlingen dem Gesetz der Schwere. In aufrechter Körperhaltung drängen sie nach unten und vorne, wobei sie dem Bauch schließlich die Form eines herabhängenden schweren Sackes aufzwängen. Jeder Lagewechsel ändert die Bauchform. In Rückenlage verschwindet der schlaffe Kotbauch, indem er zu entsprechenden Ausbuchtungen in beiden Flanken „zerfließt“. Diese lassen sich, flukturierend wie schwere Flüssigkeiten, leicht ballotieren. **Achtung!** Die durch Entzündungsvorgänge geprägten Bauchformen (entzündlicher Kahn-, Kot-, Gas-Kotbauch) behalten ihre Form bei jedem Lagewechsel unverändert bei! Die Unterscheidung zwischen schlaffen und entzündlichen Bauchformen ist wichtig, weil entzündliche Prozesse mit intensiverer intestinaler Autointoxikation einher zu gehen pflegen!

Enteroptose-Griff: Der Arzt stellt sich hinter den Patienten, umfaßt dessen Kotbauch mit den Händen von beiden Seiten her und hebt ihn etwas hoch. Dadurch wird der Patient von seiner Bauchlast befreit, was sofort seine Körperhaltung regulierend verändert. Nun lasse man den Patienten tief atmen, was er als außerordentlich wohltuend empfindet, da er im Stehen schon lange Zeit nicht mehr so leicht und tief durchzuatmen vermocht hat. Nun lasse man den Bauch plötzlich aus, das gehobene Darmpaket schwappt wieder in die alte Lage. Dabei erkennt der Patient das enorme Gewicht des angeschoppten Darmpaketes und dessen Rolle als Atmungshindernis. Als Folge sind Verständnis und Bereitschaft zu strengen therapeutischen Maßnahmen hergestellt.

b) Der entzündliche Kotbauch

Mit dem Parlament wollt ich schon fertig werden, wenn nur die vielen Festessen nicht wären.
VON BISMARCK

Dieser ensteht aus dem schlaffen Kotbauch, wenn Zersetzungsprodukte des Darminhaltes und Toxine der — unter solchen Bedingungen — überwuchernden und entartenden Darmflora Entzündungen verursachen. Es bildet sich ein Mischbild von Erschlaffung mit aufgepfropfter Entzündung. Die entzündeten Darmanteile kontrahieren sich möglichst nahe an ihre Befestigungen heran, wodurch in der Nabelgegend ein **Spitzbauch** entsteht. Während der schlaffe Kotbauch weich und druckunempfindlich ist und sich mit jedem Lagewechsel verändert, erweist sich der entzündliche Kotbauch als **hart, druckschmerzhaft, steif und lagestabil.** Die unphysiologische **Brustkorbatmung** herrscht vor.

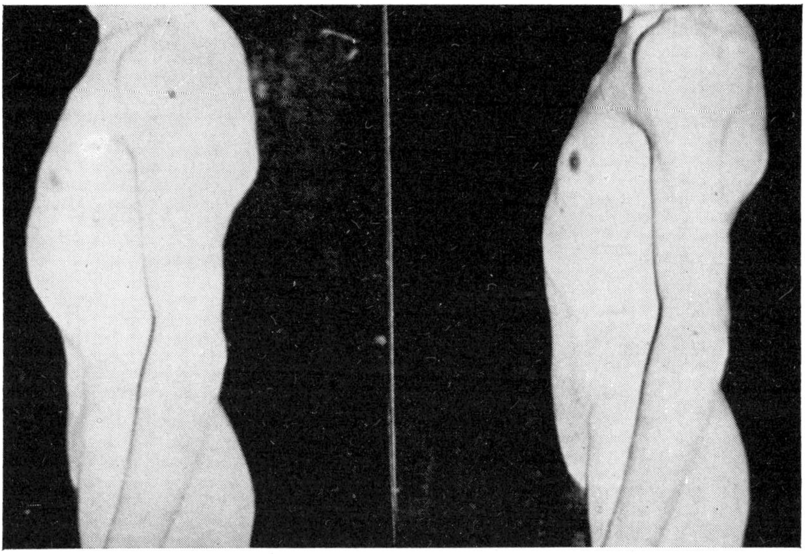

Abb. 16: Entzündlicher Kahnbauch (links) und dessen Rückbildung *).

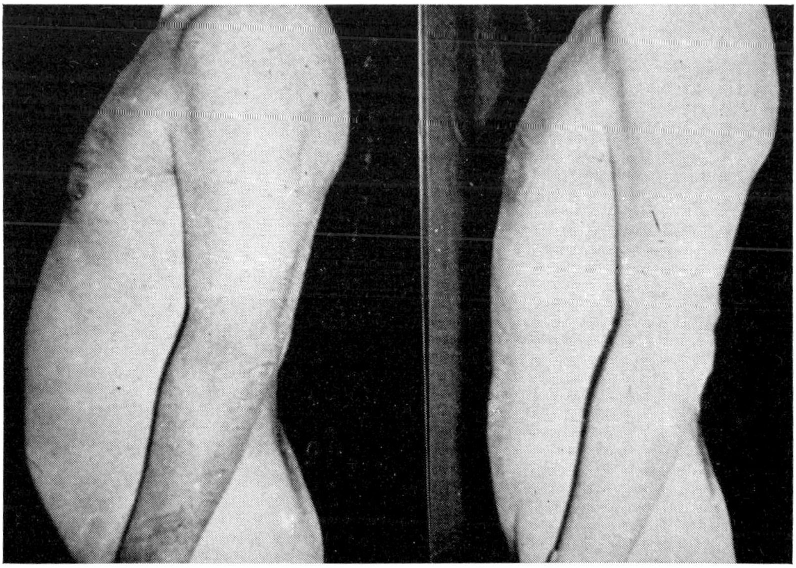

Abb. 17: Eiförmiger Gasbauch (links) und dessen Rückbildung *).

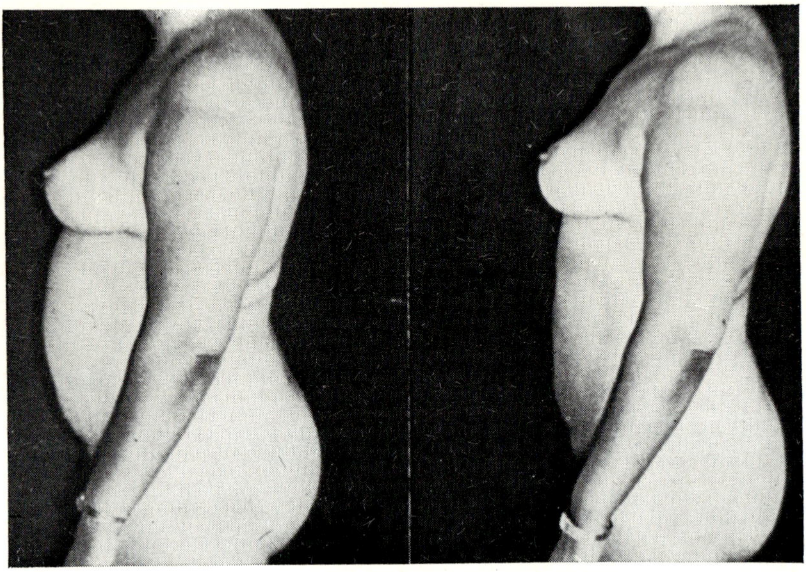

Abb. 18: Kugelförmiger Gasbauch (links) und dessen Rückbildung *).

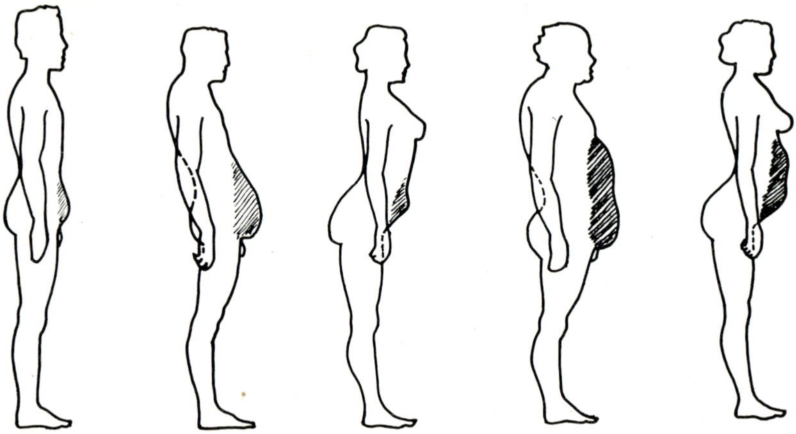

1. leichter schlaffer Kotbauch

2. ausgeprägter schlaffer Kotbauch

3. entzündlicher Kotbauch (Spitzbauch)

4. schlaffer Gas-Kotbauch

5. entzündlicher Gas-Kotbauch (Gas-Spitzbauch)

Abb. 19: Kotbauchformen.

---

*) Die Foto-Abbildungen 16—18 und 20—22 (auf S. 71—72 und S. 73—74 verdanken wir Frau Dr. Irene v. UNRUH, Murnau. Sie zeigen Patienten vor und nach einer MAYR-Kur.

6. Gas-Kotbauch

Der Mund ist die Pforte des Todes.

Arabisches Sprichwort

a) Der schlaffe Gas-Kotbauch

Wie der Name sagt, handelt es sich um eine Kombination von Gas- und Kotbauch, bei der sich die Kennzeichen beider Bauchformen nebeneinander vorfinden. So sieht man beim Stehenden sowohl die Oberbauchvorwölbung des Gasbauches, wie die Unterbauchausbuchtung des Kotbauches. Beim Liegenden lassen sich die Ansammlungen der gasgefüllten Schlingen im Nabelbereich erkennen und daneben die fluktuierenden ausgebuchteten Flanken.

Genau genommen gibt es keine reinen Gas- oder Kotbäuche, da bei jedem kranken Darm Mischbilder auftreten. Jedoch hat MAYR die abnormen Bauchformen zu Recht nach dem jeweiligen Hauptcharakteristikum bezeichnet.

b) Der entzündliche Gas-Kotbauch

Er stellt eine Mischung von Gasbauch und entzündlichem Kotbauch (Spitzbauch) dar.

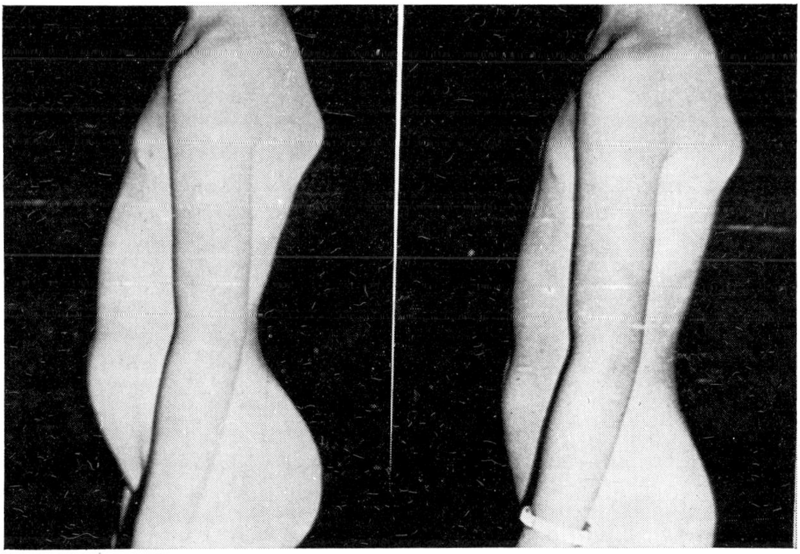

Abb. 20: Entzündlicher Kotbauch und Entenhaltung bei 8jährigem Mädchen und deren Rückbildung durch MAYR-Kur.

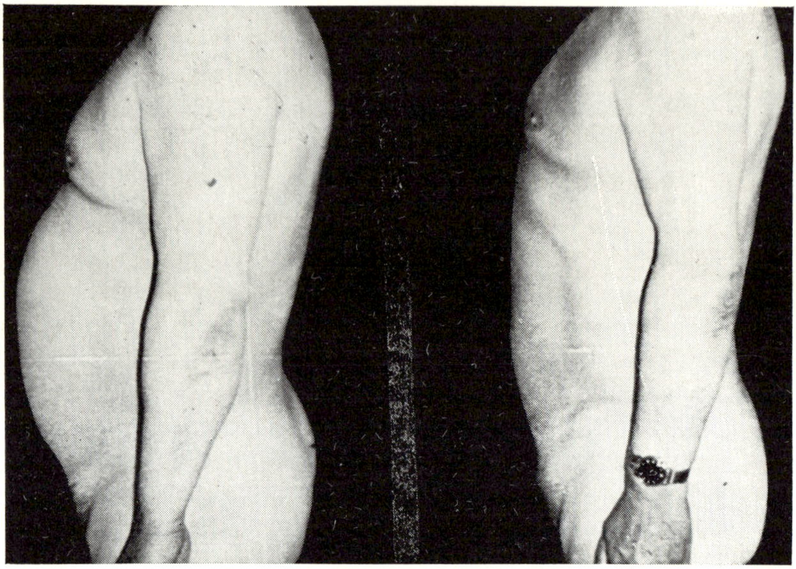

Abb. 21: Gas-Kotbauch (schlaff) und Großtrommelträgerhaltung sowie deren Rückbildung.

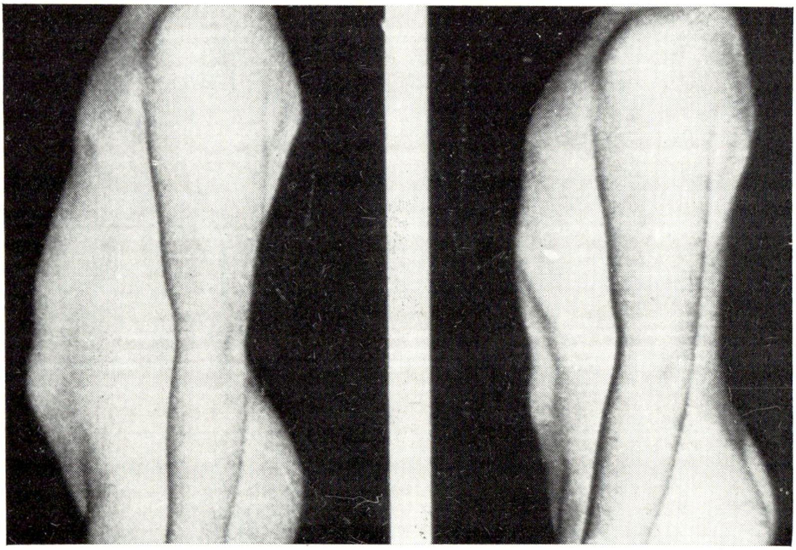

Abb. 22: Entzündlicher Gas-Kotbauch sowie dessen Rückbildung. Man beachte die Haltungsverbesserung!

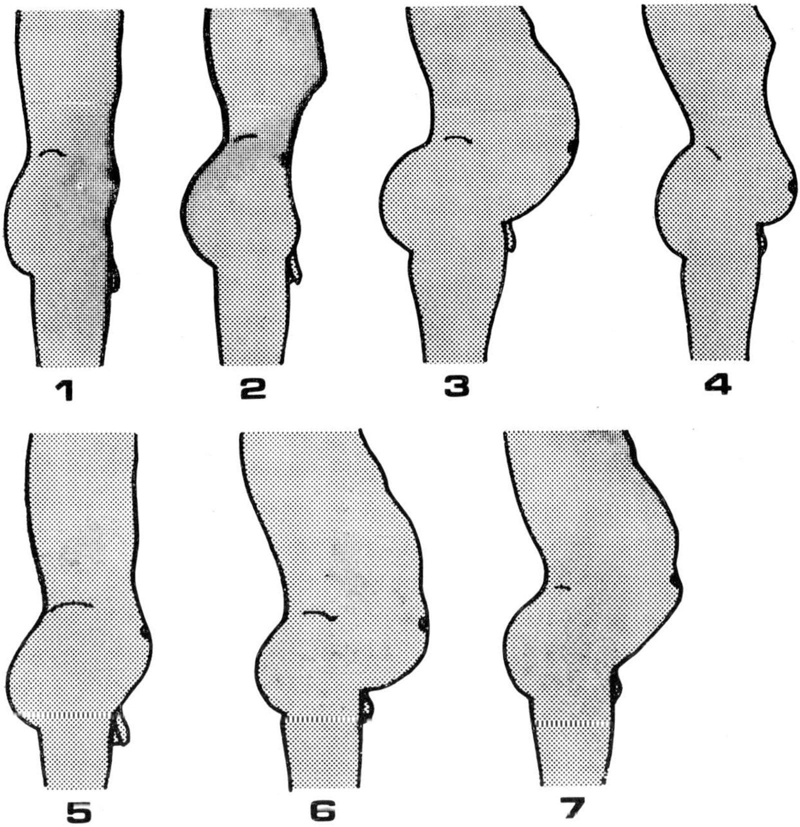

Abb. 23: Die wichtigsten Bauchformen:
1. Normalbauch
2. entzündlicher Kahnbauch
3. Gasbauch
4. schlaffer Kotbauch
5. entzündlicher Kotbauch
6. schlaffer Gas-Kotbauch
7. entzündlicher Gas-Kotbauch

7. Reiner Fettbauch

Wie MAYR darlegen konnte, erzeugen Fettansammlungen im Bauchraum allein fast nie eine meßbare Vergrößerung der Apertura abdominis oder gar eine Verwölbung des Bauches. Hingegen gibt es nicht selten starke Fettansammlungen in der Bauchdecke, die oft wie eine Schürze herabhängt. Dabei handelt es sich aber um Fett in der Bauch**decke**, um eine Fett**schürze**, aber nicht um einen Fettbauch. In solchen Fällen läßt sich die Beurteilung der Bauchgröße durch Abheben der Fettschürze in einer Falte und Messen der Bauchapertur durchführen. Mitunter ist die Apertur dann normal groß, was somit einen Fettbauch ausschließt. Ist die Begrenzung der Bauchhöhle jedoch vergrößert, dann beseitigt die manuelle Bauchbehandlung nach MAYR alle Unklarheit: Verkleinert sich dadurch die Apertur, was in nahezu allen Fällen von fraglichem Fettbauch der Fall ist, dann kann es sich um keine Bauchvergrößerung durch Fetteinlagerungen handeln, da die manuelle Behandlung wohl den Tonus, nicht aber Fettansammlungen beeinflussen kann. Der sogenannte reine „Speckbauch" ist somit fast immer ein Objekt der Sage, verursacht durch den weniger appetitlichen Gas- oder Kotbauch.

Stuhl

Der Stuhl ist ein Produkt, an dem die Leistungen aller Abschnitte des Verdauungsapparates beteiligt sind. Auch die Darmflora wirkt maßgeblich mit. Da unzureichende Leistungen mancher Verdauungsabschnitte von aboraleren Abschnitten oft noch gut kompensiert werden, darf allein aus der Tatsache eines geformten und geregelten Stuhlganges noch nicht auf normale Funktion aller Abschnitte des Verdauungstraktes geschlossen werden. Auch der mikrobiologisch „normale" Stuhl-Bakterienbefund beweist nicht gesunde Verhältnisse der Darmflora. In den meisten Fällen besteht eine „Schein-Eubakterie", die sich bei kausaler Therapie in eine „Ausscheidungs-Dysbakterie" mit häufig aggressiven toxinbildenden Keimen umwandelt. Die reichhaltigen Untersuchungsergebnisse von H. P. RUSCH und Mitarbeitern *) bestätigen die Forschungen F. X. MAYRs, nach denen ein normaler Stuhlbefund allein nicht als Beweis für die Gesundheit des Darmes verwertet werden kann. Hingegen sind Veränderungen des Stuhles stets als Zeichen veränderter Darmverhältnisse aufzufassen.

*) Arbeitskreis für mikrobiologische Therapie, 6348 Herborn.

Der Normalstuhl: Der von einem gesunden Verdauungsapparat fast stets 1mal täglich abgesetzte Stuhl weist folgende Eigenschaften auf: wurstförmig geformt, von maiskolbenartiger Größe, mit abgerundeten Enden, licht- bis dunkelbraun gefärbt, infolge Schleimüberzuges an der Oberfläche glatt und glänzend, mangels Gasdurchmischung im Wasser untergehend.

Er besitzt geringen charakteristischen Skatol-Geruch und darf somit weder auffallend übel (z. B. aashaft) oder säuerlich riechen, was Darmfäulnis oder -gärung verrät. Die Entleerung der Kotsäule wird vom gesunden Darm rascher vollzogen als die Entleerung des Urins. Dank des normalen Schleimüberzuges erfolgt die Stuhlabsetzung auf peinlich säuberliche Art. Merkliche Beschmutzung des Afters und nicht völlige Säuberung der Toilettenmuschel von Kotresten nach Wegspülung des Stuhles lassen auf Schädigung des Verdauungstraktes schließen. Man bedenke, daß sich gesunde Lebewesen, von den Säugetieren etwa Reh, Hase, Hund, Katze, Pferd, Ziege usw. durch die Stuhlabsetzung überhaupt nicht beschmutzen. Aus einer Verunreinigung des Afters erkennt der Tierarzt eine Erkrankung des Darmes. MAYR bezeichnete humorvoll aber folgerichtig **das Toilettenpapier als Reagenzpapier zur Prüfung des Zustandes des Stuhles.** Schon das 1. Blatt soll sauber bleiben. Je mehr Toilettenpapierblätter bis zur Säuberung benötigt werden, desto gereizter, entzündlich veränderter ist der Darm.

Verminderte Anzahl der Stühle (nur jeden 2., 3., 4. Tag usw.) bedeutet verlangsamter, verzögerter oder behinderter Weitertransport des Darminhaltes mit verspäteter Ausscheidung. Die Ursache besteht keineswegs immer in Dickdarmträgheit, sondern alle Abschnitte des Magen-Darmtraktes, **vor allem der Dünndarm,** weiter die großen Verdauungsdrüsen, Leber-Galle, Bauchspeicheldrüse, können durch ihre Störung die Obstipation bewirken. Nicht selten besteht die Ursache im Schutzspasmus über entzündlichen Regionen, z. B. des Dünn- oder Dickdarmes, oder im krampfhaften Analverschluß bei Fissuren, entzündlichen Hämorrhoiden, oder im Spasmus über entzündeten Divertikeln oder Tumoren.

Harter Stuhl entsteht meist durch zu großen Flüssigkeitsentzug des Darminhaltes bei verzögerter, verlangsamter Passage. Besonders häufig bei (spastischen) Passagehemmnissen.

Weichbreiiger Stuhl, auch wenn nur 1mal täglich abgesetzt, bedeutet vermehrten Reizzustand des Dickdarmes. Dies hat NOTNAGEL schon 1898 erkannt.

Je dünnbreiiger oder wäßriger ein Stuhl ist, desto größere Strecken des Darmrohres vom After aufwärts befinden sich im Reizzustand. **Mehrmalige breiige oder flüssig-breiige Stühle,** gar wenn noch mit Schleim behaftet, verraten Zersetzungs- und Entzündungsvorgänge in größeren Bereichen des Verdauungskanals.

Zerfranster, zerrissener, mit Vakuolen durchsetzter oder schaumiger Stuhl verrät Gärungsprozesse im Dünndarm (meist Beteiligung des Pankreas!).

Dünnwurstiger, kleiner Stuhl bedeutet Übererregungszustand des Kotreservoirs, so daß schon jede geringe Füllung eine Entleerung erzwingt.

Bleistiftdünner, bandförmiger Stuhl spricht für entzündlich-katarrhalische Reizung in Dünndarmabschnitten bei Hypo- bis Amotorik im Enddarm, so daß die Darmentleerung mit Hilfe der Bauchpresse erzwungen wird, wobei sich der Afterschließmuskel nur ungenügend öffnet. Es kann auch Kolontumor bestehen.

Großballiger Stuhl bedeutet verspätete Kotentleerung aus dem Rektum bedingt durch Schutzspasmus (Sphinkterkrampf) des Schließmuskels, besonders bei Hämorrhoiden, Fissuren oder bei willkürlicher Verhaltung.

Kleinknolliger Stuhl entsteht zumeist durch spastisch-entzündliche Kolonflexuren. Auch der sogenannte **Schafkotstuhl** rührt von einem Passagehemmnis durch spastische Kolonpartien.

Spinatprobe: Die außerordentliche Verbreitung der Verzögerung der Kotpassage wird durch die Motilitätsprüfung des Darmes durch Spinatprobe leicht nachgewiesen:

Der Patient erhält am 1. Tag kein Gemüse, am 2. Tag mittags eine große Portion Spinat, abends nur eine Milchspeise. Bei normaler Motilität zeigt der nächste Stuhl einen schwarz-grünlichen und davon gut abgegrenzt, einen gelblichen Anteil. Sehr häufig wird die Grünfärbung erst viel später, mitunter sogar durch mehrere Tage hindurch sichtbar.

Bauchvergrößerung und Körperhaltung

> *Die Deformierungen durch hemmungslose Ernährung sehen wir heute auf allen Straßen bis hinein in die höchsten Ämter herumlaufen.*
>
> SALLER

Die aufrechte Körperhaltung unterliegt den Gesetzen der Statik. Erschwert man den Rücken eines Stehenden mit seiner Last, neigt er den Oberkörper vor, belastet man seine Vorderfront, so neigt er sich zurück. Auch Größen- und Gewichtsveränderungen im Bauchraum wirken sich entsprechend auf die Körperhaltung aus.

Bei abnormen Zuständen im Abdomen, die mit vermehrtem Raumbedarf der erkrankten Eingeweide einhergehen, sorgt der Organismus auf reflektorischem Wege für eine Vergrößerung der Bauchhöhle. Diese Vergrößerung kann er auf verschiedene Arten erzielen, und jede Art führt zu einer charakteristischen Veränderung der Körperhaltung. Nach MAYR unterscheiden wir:

1. Normalhaltung
2. Anlaufhaltung
3. Habtachthaltung
4. Entenhaltung
5. lässige Haltung
6. Großtrommelträgerhaltung
7. Sämannshaltung.

1. Normalhaltung

Diese findet sich nur bei normalem Zustand des Abdomens. Dabei verläuft die Schwerlinie des Körpers durch den Schwerpunkt des Kopfes, schneidet den Bogen der physiologisch gekrümmten Halswirbelsäule (HWS), trifft senkrecht auf die Achse der Schultergelenke, verläuft knapp hinter der Achse der Hüftgelenke und zieht vor der Achse der Knie und Sprunggelenke durch die Mitte der Standfläche zwischen beiden Füßen. Die frei herabhängenden Arme liegen parallel zur Schwerlinie, die Mittelfinger kommen dabei an die „Hosennaht", d. h. an die Mitte der seitlichen Oberschenkel zu liegen. Die Normalhaltung bietet größte Standfestigkeit und beste Beweglichkeit bei geringstem Kraftaufwand (Ökonomie!). Alle Maße nach MAYR sind hier normal.

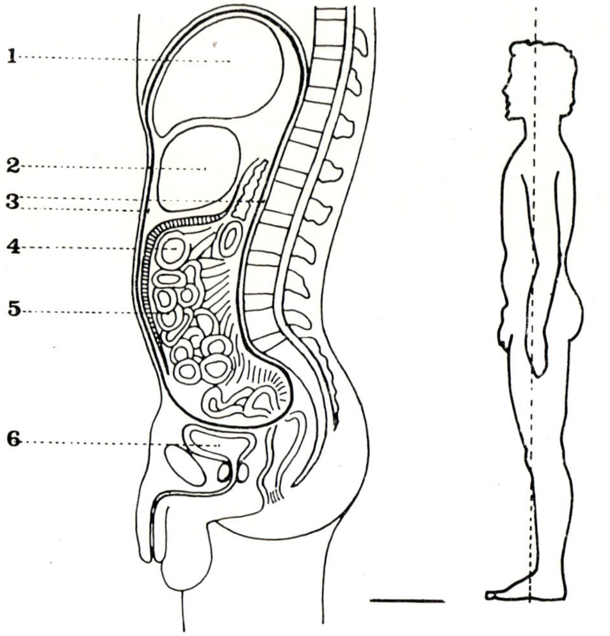

1. Leber
2. Magen
3. Begrenzungslinie des Raumbedarfs normaler Bauchhöhlenorgane
4. Querkolon
5. Dünndarm
6. Harnblase

Abb. 24: Lageschema der Eingeweide beim Gesunden — Normalhaltung

2. Streckung der LWS – Anlaufhaltung

Muskelschwache Darmkranke erzielen Raumgewinn der Bauchhöhle durch **Durchstreckung der physiologischen Lendenlordose.** So gewinnen sie Platz nach rückwärts, aber auch nach oben zu, da durch die Streckung die obere Bauchhöhlenbegrenzung, die Zwerchfellkuppe, nach oben verlagert wird. Als statische Folge werden Oberkörper und Kopf mehr vor, und Unterkörper mit Gesäß mehr hinter die Schwerlinie verlagert. Dabei wird die HWS-Lordose durchgestreckt und somit der Hals verlängert. Die Schulterblätter fallen vor und die

Arme liegen vor der „Hosennaht". Die MAYR-Maße der Halslänge, des Schulterblattabstandes und andere, die erst später besprochen werden, zeigen die entsprechenden Normabweichungen.

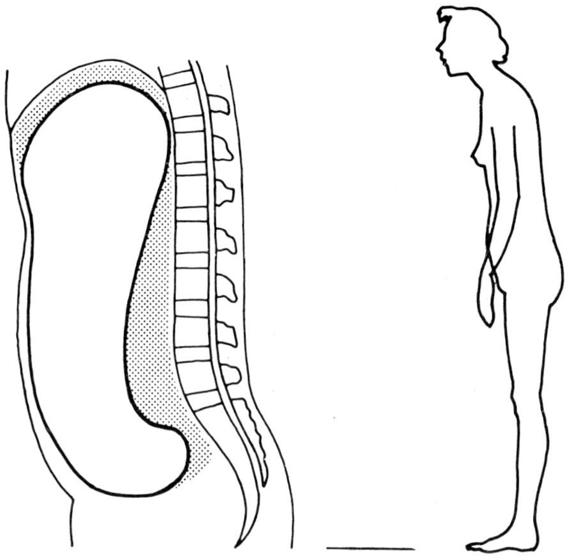

Abb. 25: Anlaufhaltung. Die im linken Bild stark gezogene Linie ist die von Abb. 21 übertragene Begrenzungslinie des Raumbedarfs normaler Bauchhöhlenorgane. Schraffiert der Raumgewinn durch Anlaufhaltung.

3. Überbiegung der LWS – Habtachthaltung

Muskelkräftige, besonders im Oberbauch geschädigte Menschen erzielen Raumgewinn durch **Überbiegung der Lendenlordose** in ihrem Scheitel. Diese Kreuzhohlhaltung vermehrt den Bauchraum nach unten durch die Abwärtsdrehung des Beckens, und nach oben durch Rückneigung des Oberkörpers, wodurch die Zwerchfellkuppe vorne nach oben zu verlagert wird. Die skelettöse Umgrenzung der Bauchhöhle wird dadurch wie ein Rachen nach unten und oben zu aufgerissen. Als Folge zeigt sich ein nach rückwärts ausladendes Gesäß („Stockerlgesäß"), Verlagerung der äußeren Geschlechtsteile zwischen die Schenkel und Überstreckung der Knie, sowie Rückneigung und Durchstreckung der Brustwirbelsäule (BWS) mit krampfhaft erhobenem, in den Nacken geworfenen Kopf. Der Brustkorb ist vorgewölbt und mit Hilfe der Nackenmuskulatur höher gezogen. Dadurch werden die ventrale und dorsale Halslänge verkürzt und die Schulterblätter einander näher gerückt. Die Arme kommen hinter die Schwerlinie zu liegen.

Alle diese Veränderungen und ihre möglichen Folgeerscheinungen von Kurzatmigkeit bis Kreuzschmerzen bilden sich mit Sanierung der abnormen Bauchverhältnisse entsprechend zurück.

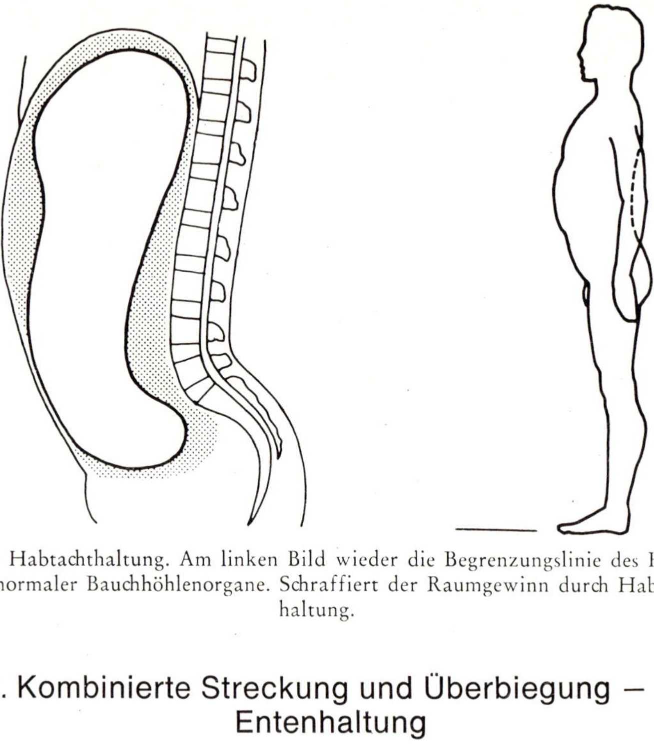

Abb. 26: Habtachthaltung. Am linken Bild wieder die Begrenzungslinie des Raumbedarfs normaler Bauchhöhlenorgane. Schraffiert der Raumgewinn durch Habtachthaltung.

4. Kombinierte Streckung und Überbiegung – Entenhaltung

Muskelkräftige Darmkranke, besonders Frauen, zeigen häufig eine Kombination von Durchstreckung der Lendenlordose mit Überbiegung der Wirbelsäule am Übergang der unteren Brust- in die Lendenwirbelsäule. Dadurch wird das Becken extrem nach unten geneigt und das Gesäß so weit nach rückwärts ausgeladen, daß eine gesäßbetonte Gangart („watschelnder Entengang") zustande kommt. Der Oberkörper wird nach rückwärts geneigt, der Brustkorb vorgewölbt. Die Arme liegen vor der Schwerlinie.

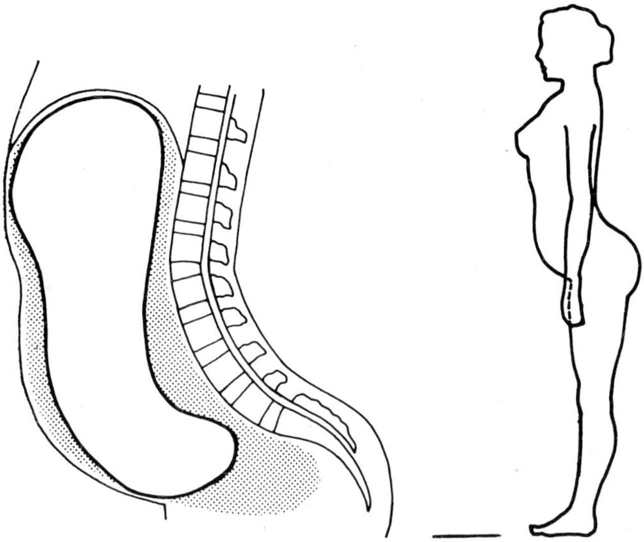

Abb. 27: Entenhaltung. Man beachte das Maximum der Lendenlordose an der oberen LWS! Schraffiert den Raumgewinn durch Entenhaltung.

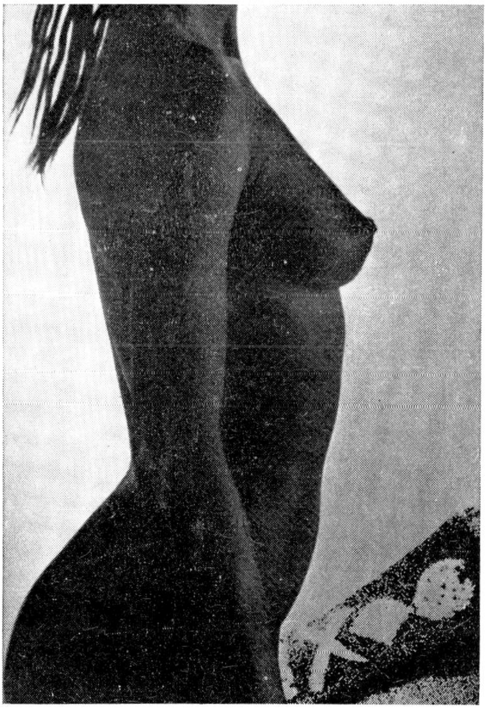

Abb. 28: Entenhaltung bei Afrikanerin.
(Titelbild aus „Der Spiegel“).

Die Entenhaltung ist eine Frauenschutzhaltung bei Kotbauch, bei der die Frauenorgane nach unten und rückwärts verlagert und vor dem Gewichtsdruck von oben her geschützt sind.

Darmsanierung bringt Haltungsnormalisierung und Beseitigung der durch die Kompensationshaltung bedingten Beschwerden.

5. Lendenlordose und Brust-kyph. – lässige Haltung

Muskelschwache und übermüdete Darmkranke, bei denen die Raumbeschaffung wie bei 1. nicht genügt, können die kraftkonsumierende Habtacht- und Entenhaltung nicht einnehmen. Sie vergrößern ihren Bauchraum, indem sie die obere und untere Bauchraumbegrenzung extrem „aufklappen": Man sieht starke Rückneigung der unteren LWS (mit Rückverlagerung des Gesäßes), Hyperlordosierung mit Rundrückenbildung der übrigen Wirbelsäule zu einem einheitlichen Rundbogen. Dadurch wird der Bauch herausgereckt, der Hals durch-

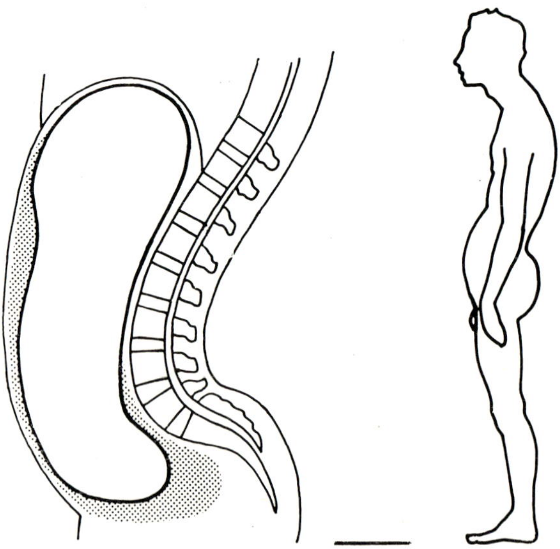

Abb. 29: Lässige Haltung. Raumgewinn nach vorne und rückwärts. Man beachte die starke Einknickung der unteren LWS und den Rundrücken! Schraffiert der Raumgewinn durch lässige Haltung.

gestreckt und verlängert, die Schulterblätter stehen weit voneinander ab, die Brustkorbwölbung ist verflacht (Eng- und Hohlbrüstigkeit), die Schlüsselbeingruben sind vertieft und die Haut weist — als Zeichen der Kraftarmut — die Zeichen der Atrophie auf.

Bei Kindern trifft man die lässige Haltung — im Volksmund treffend als **„Fragezeichenhaltung"** genannt — häufig. Sie ist um so ausgeprägter, je schwächer, müder, überforderter die Kinder sind. Ermahnungen und Haltungsdressuren sind zwecklos, da die statische Veränderung abdominell bedingt und nur durch Darmsanierung verbessert werden kann.

6. Gas-, Gas-Kotbauch — Großtrommelträgerhaltung

Bereits die bisher angeführten Haltungsveränderungen bei muskelkräftigen Individuen gehen mit einer Vorwölbung, Weiter- und Höherstellung des Brustkorbes einher, wodurch die Zwerchfell-Mittellage nach aufwärts verlagert und die Länge des Halses verkürzt wird. Im Extremfall wird der Brustkorb glockenförmig erweitert und das Zwerchfell maximal hochgestellt. Dadurch werden krankhaft veränderte Bauchorgane hochaspiriert; dem Zug der erschlafften, herabhängenden, angeschoppten Darmschlingen wird entgegengewirkt und den hochdrängenden gasgefüllten Schlingen Raum verschafft. Dazu Dr. MAYR: „Stolz erhobenen Hauptes tragen solche Männer ihre ‚schön' gewölbte Heldenbrust und Frauen ihre Voll- und Hochbusigkeit zur Schau und werden nicht selten von ihren Mitmenschen darum bewundert und beneidet, nicht ahnend natürlich, daß nicht Mut, Entschlossenheit und Kraft die Heldenbrust hier schwellend machen, sondern eine Überfülle stinkiger Gase oder entzündlicher Veränderungen im Abdomen." Erst wenn die Weiter- und Höherstellung des Thorax nicht mehr ausreicht um den geschädigten Bauchorganen mehr Raum zu verschaffen, wird auch die vordere Bauchwand reflektorisch weitergestellt und ausgestülpt: es entstehen ausgeprägte Formen von Gas- und Kotbäuchen und dadurch die Großtrommelträger- oder die Sämannshaltung. Erstere entwickelt sich aus der Habtachthaltung, wobei Hochstellung und Rückneigung des Oberkörpers um so deutlicher werden, je stärker der kugelförmige Bauch prominiert. Der Hals verschwindet nahezu und im Nacken zeigt sich ein „Höcker“. Diese Haltung und die von ihr verursachten Beschwerden bilden sich bei der Behandlung entsprechend der Verbesserung des Abdominalzustandes zurück.

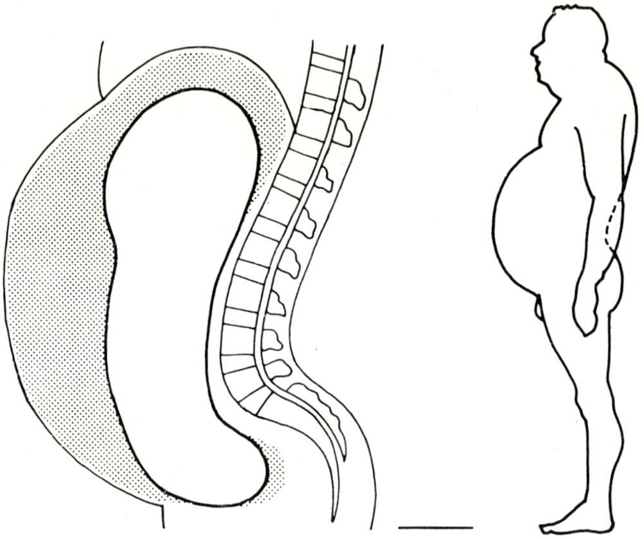

Abb. 30: Großtrommelträgerhaltung: Maximaler Raumgewinn nach oben und vorne durch extreme Bauchvorwölbung. Man beachte das Schwinden des Halses zwischen den Schultern durch hochgezogenen Thorax!

7. Kotbauch – Sämannshaltung

Diese erinnert an die lässige Haltung durch die Einsattelung der unteren LWS mit Rückstellung des Gesäßes, jedoch ist der ganze Oberkörper stark nach rückwärts geneigt, um die deutliche Ausbuchtung des Unterbauches in Form eines schlaffen Kotbauches statisch auszugleichen. Nicht selten hängt das enteroptotische Dünndarmpaket sack- oder schürzenförmig nach abwärts, bedeckt das äußere Genitale und bildet in Schambeinhöhe eine Umschlagfalte, die sich leicht entzündet. Der Name kommt vom Landmann, der ein schweres mit Korn gefülltes Saattuch am Unterbauch trägt (Sämann), der sich in Folge der Vorderbelastung kompensatorisch nach rückwärts neigt, um sein Gleichgewicht zu erhalten.

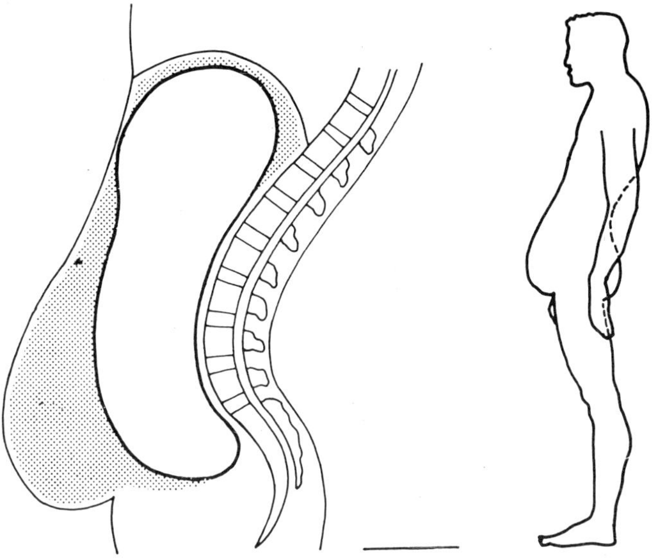

Abb. 31: Sämannshaltung. Raumgewinn durch Vorwölbung des Bauches. Typischer schlaffer Kotbauch. Man beachte die Rückneigung des Oberkörpers und die Hochziehung des Thorax (kurzer Hals!).

Die Rundrückigkeit bei dieser Haltung wird oft als „Altersrundrückigkeit" aufgefaßt. Sie ist aber eine statische Kotbauch-Kompensations-Maßnahme. Charakteristisch ist beim Bekleideten, daß das rückwärtige untere Ende seines Rockes dem Körper nicht anliegt, so daß zwischen dem Rocksaum und dem Gesäß ein leerer Raum besteht (siehe Abb. 35, Figur 8). Diese Haltung und die von ihr verursachten Beschwerden bilden sich durch Darmsanierung entsprechend zurück.

Weitere MAYR-Maße

1. Die Halslänge (HL)

Je mehr der Thorax als Folge krankhafter Bauchvorgänge hochgestellt wird und je stärker die Halswirbelsäule lordosiert, desto **kürzer** wird die HL. Bei muskelschwachen Individuen hingegen, die ihre Bauchschäden mit Hilfe der Anlauf- oder der lässigen Haltung kompensieren, wird die HWS gestreckt und damit verlängert. Daher findet sich bei ihnen eine entsprechend größere HL. Die HL wird ventral (v) und dorsal (d) im Stehen gemessen. Sie normalisiert sich bei Verbesserung der Zustände im Bauchraum.

HL v: Die Meßstrecke beginnt am Übergang der Haut des Unterkiefers in den Halsbereich, direkt unterhalb eines etwaigen Doppelkinnes. Sie reicht bis zum oberen Rand der Schlüsselbeine.

HL d: Sie wird vom Übergang des Hinterhauptes in die HWS (etwa am Haaransatz) bis zum oberen Rand der Vertebra prominens (7. HW-Dornfortsatz) gemessen.

Normalmaß: beiderseits 4 Querfinger.

Technik: Der Patient soll ungezwungen dastehen. Der Arzt fixiert zunächst mit einer Hand den Kopf des Patienten durch Festhalten am Scheitel und mißt danach mit der anderen Hand die HL v und HL d.

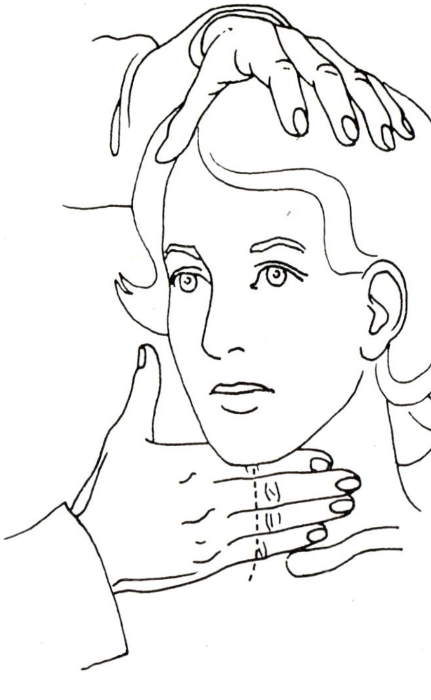

Abb. 32: MAYR-Maß Halslänge (HL): HL v (ventral) normal 4 Qfg., HL d (dorsal) normal 4 Qfg.

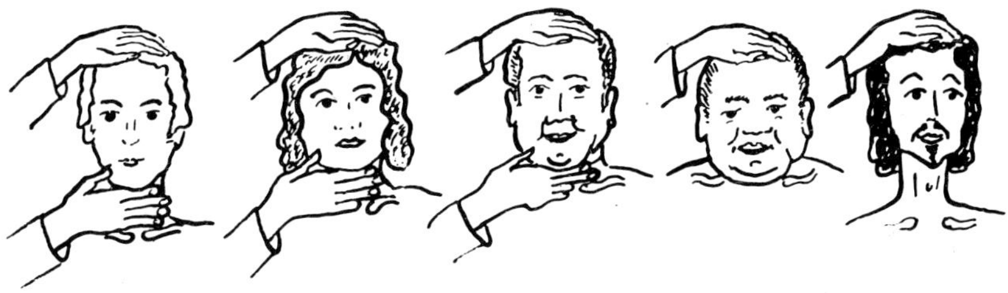

HL v = 4 Qfg. 3 Qfg. 2 Qfg. 0 Qfg. 5 Qfg.

Abb. 33: Verschiedene Halslängen aufgrund von Verdauungsschäden.

2. Der Schulterblattabstand (SA)

Der Abstand der Schulterblätter voneinander beträgt beim Gesunden 2—3 Qfg. Bei Habtacht- oder Entenhaltung ist der SA verkürzt. Bei muskelschwachen Individuen, je vorgeneigter oder rundrückiger sie sich halten, ist der SA entsprechend vergrößert.

Bei ungleichseitigen Thoraxveränderungen, z. B. bei Leberbuckel, ist der Abstand des rechten Schulterblattes von der Mittellinie größer als der linke. Der SA wird im Stehen gemessen (Abb. 34).

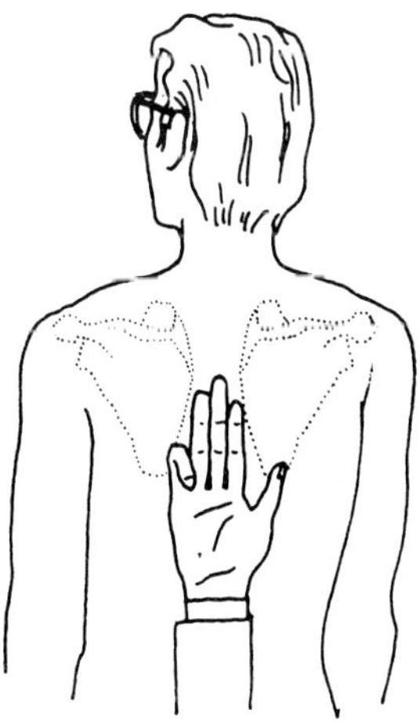

Abb. 34: MAYR-Maß Schulterblattabstand (SA), normal 2—3 Qfg., seitengleich.

3. Lordosemaß (LO)

Dieses mißt eine etwa vorhandene Hyperlordosierung der LWS. Man zählt die Querfinger, die sich bei dem in Rückenlage befindlichen Patienten zwischen hartem (!) Untersuchungstisch und Lordosemaximum einlegen lassen. Normal = Null.

Schulung des „klinischen Blickes"

Die Häufigkeit der durch Verdauungsschäden bedingten Haltungsveränderungen ist außerordentlich groß. Man beobachte an einer Promenade oder noch besser an einem Badestrand die Haltungen und die Bauchformen der Vorübergehenden! **Zumindest an jedem 2. findet man charakteristische Veränderungen!** Und die allerwenigsten wissen etwas davon, daß sie zumindest ausgeprägte Vorfeldschäden aufweisen, treiben oft noch Raubbau an ihrer Gesundheit, bis sie eines Tages vielleicht erfahren müssen: „Es ist schon später als du denkst!"

Man betrachte auch kritisch die Haltungen und Bauchformen der Patienten, die zumeist kostenlos die von Staat oder Sozialversicherungen subventionierten Heilbäder, Kur- und Rehabilitationsanstalten frequentieren, und wird feststellen, daß es sich in der Mehrzahl um **Ernährungs-Verdauungsgeschädigte** handelt. Aber mangels einer Kenntnis der MAYR-Diagnostik werden diese Patienten meist noch mit staunenswert schwer verdaulicher und üppiger Kost gemästet; und viele konsumieren — da Baden und Langeweile hungrig und durstig machen — noch Extraportionen Süßigkeiten, Kaffee und Alkohol. Dadurch wird die Entgiftung und Ausscheidung der durch die Kur mobilisierten Stoffwechsel- und Rheumatoxine beeinträchtigt und **das häufigste Grundleiden des Wohlstandsmenschen, sein Ernährungs-, Verdauungs-, Stoffwechselschaden** weiterhin verschlechtert. Diese Verschlechterung läßt sich mit der MAYR-Diagnostik oft deutlich nachweisen, genau so wie sich die Verbesserung objektivieren läßt — an Haltung, Bauchzustand, Haut usw. — wenn z. B. durch Fasten- und Darmreinigungsbehandlung eine grundlegende Gesundung erzielt wird.

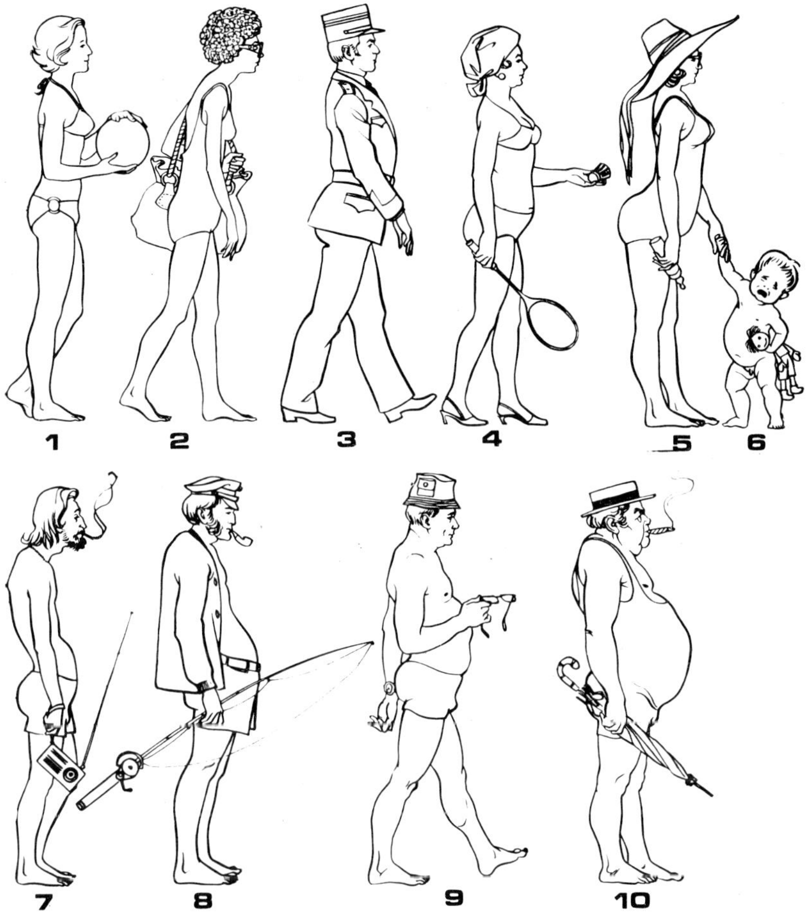

Abb. 35: Diagnostik am Badestrand:

Alle Figuren von 2—10 sind sicher verdauungsgeschädigt und durch Darmreinigung wesentlich verbesserungsfähig!

1. Normalhaltung
2. Anlaufhaltung, beginnender Kotbauch
3. Habtachthaltung, beginnender Gasbauch
4. Habtachthaltung, entzündlicher Kotbauch
5. Entenhaltung, schlaffer Kotbauch
6. kindlicher Gasbauch
7. lässige Haltung, eiförmiger Gasbauch
8. Sämannshaltung, schlaffer Kotbauch
9. beginnende Großtrommelträgerhaltung, Gas-Kotbauch
10. Großtrommelträgerhaltung, Gas-Kotbauch.

Der Thorax

Thoraxformen nach F. X. MAYR

Die innere Medizin kann ihrem Namen nur Ehre machen, wenn sie am Äußeren das Innere versteht.
VON WEIZSÄCKER

Veränderungen der Thoraxform treten häufig als Folge abnormer Vorgänge im Abdomen auf. Beim Militär heißt es: „Brust heraus — Bauch hinein!" Die Zusammenhänge sind: Je mehr die Brust herauskommt, d. h. vorgewölbt wird, desto mehr geht automatisch der Bauch „hinein". Die meisten Wohlbeleibten — wenn sie sich beobachtet fühlen — machen dasselbe. Wie Preisringer oder Sexidole wölben sie ihre Brust heraus, um so die unästhetische Größe ihres Bauches zu verbergen. Die Natur bedient sich desselben Vorganges, um entzündliche oder hypo- bis atonische Zustände im Abdomen zu entlasten. Besonders bei muskelkräftigen Darmgeschädigten kommt es über den Reflexweg zu einem „Brust heraus!" d. h. zur Weiter- und Höherstellung des Thorax mit Höherstellung der Zwerchfell-Mittellage. Dies vergrößert den subdiaphragmalen Raum und erzeugt eine Saugwirkung nach aufwärts (Aspiration), die dem Abwärtszug von erschlafften gefüllten Därmen entgegenwirkt.

Jede solche Höher- und Weiterstellung des Thorax erfolgt **auf Kosten der Atmung.** Die Beweglichkeit des Brustkorbes ist vermindert, die Atmungstiefe verkleinert und die Vitalkapazität eingeschränkt. Die Dauerfixierung der abnormen Thoraxform kostet Muskelkraft und bedeutet erhöhten Anfall von Ermüdungsstoffen (Milchsäure). Die Natur trifft solche Notmaßnahmen nur deshalb, weil die Vorteile die Nachteile überwiegen. Die Vorteile sind: Die Thoraxveränderungen entlasten krankhafte Vorgänge im Abdomen und fördern die Wiederherstellung normaler Verhältnisse.

Nach MAYR unterscheidet man folgende Thoraxformen:

1. Den gesunden Thorax,
2. den birnförmigen Thorax,
3. den schellenförmigen Thorax,
4. den glockenförmigen Thorax,
5. den paralytischen Thorax.

1. Gesunder Thorax

Der Brustkorb des Gesunden ist faßähnlich. Er verjüngt sich sowohl nach oben wie nach unten zu. Seine größte Breite (der größte Frontaldurchmesser) ist geringer als die Breite der Schultern. Daher können die Arme senkrecht herabhängen, wobei sie den Thorax nur an seiner breitesten Stelle wie eine Sekante berühren.

Zur Erklärung des Folgenden sind zwei Gesundheitsmaße nach MAYR zu besprechen:

1. Die Flankenhöhe oder Distantia ileocostalis minima (DICM): Es handelt sich um die kürzeste Distanz zwischen Brustkorb und Becken, die sich zwischen der 11. Rippe und dem Darmbeinkamm (Crista ossis ilei) befindet. Beim Gesunden beträgt sie 1 Querfinger.

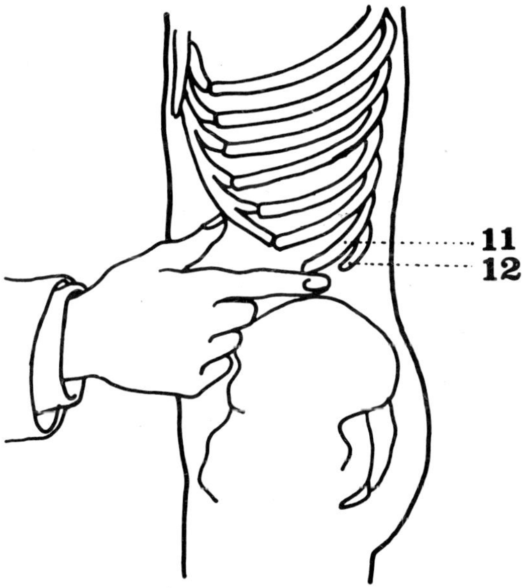

Abb. 36: MAYR-Maß: Flankenhöhe oder Distantia ileocostalis minima (DICM), Normalmaß 1 Querfinger.

Wird der Thorax zur Kompensation abnormer Bauchvorgänge weiter und höher gestellt, dann vergrößert sich dementsprechend die Flankenhöhe auf 2—3—4 oder sogar noch mehr Querfinger. Bei Rückbildung abnormer Bauchvorgänge verkleinert sich dieses Maß.

2. Die Brustbeinhöhe (BBH): Die Achse des Brustbeinkörpers (Corpus sterni) verläuft beim Gesunden parallel zur Körperachse. Daher berührt ein Lineal, das am Liegenden am Brustbeinkörper angelegt wird, gerade den Schamberg. Veränderungen werden durch die Anzahl der Querfinger gemessen, die zwischen Schamberg und Lineal eingelegt werden können.

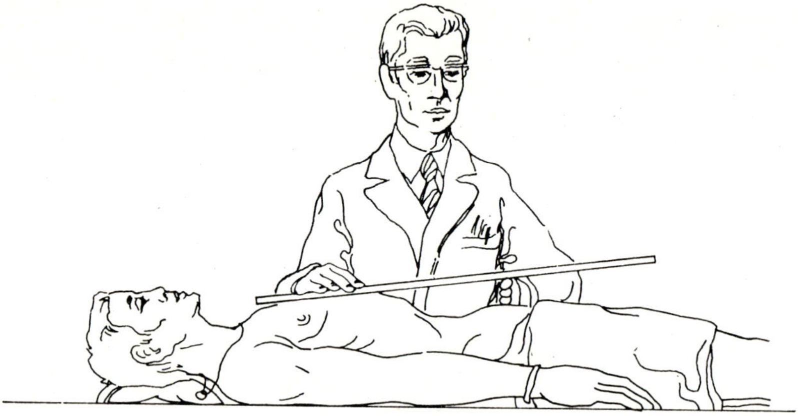

Abb. 37: MAYR-Maß Brustbeinhöhe (BBH): Normalmaß = 0 (Lineal berührt Schamberg). Hier dargestellt: entzündlicher Kahnbauch, vergrößerte Flankenhöhe, BBH von 3 Querfingern.

Achtung! Das Lineal darf beim Messen der BBH nicht am Brustbein**griff** (Manubrium sterni) angelegt werden, sondern immer am Brustbein**körper** (Corpus sterni). Je stärker die Vorwölbung des Brustkorbes, desto größer die BBH. Bei Verbesserung krankhafter Bauchverhältnisse verkleinert sich entsprechend die BBH.

2. Birnförmiger Thorax

Muß der Brustkorb dazu herhalten, abnorme Zustände im Bauchraum zu korrigieren, dann tritt als erstes eine **Weit- und Hartstellung des oberen Thoraxdrittels auf:** Es entsteht der birnförmige Thorax (Abb. 39). Dieser führt zu einer verschlechterten Durchatmung der Lungenspitzen. Hier zeigt sich der Hauptgrund dafür, daß gerade die Lungenspitzen einen Locus minoris resistentiae der Lungen darstellen. Dementsprechend pflegt auch die Tbc. des Erwachsenen als **Lungenspitzenkatarrh** zu beginnen.

Die Natur scheint sich zur Korrektur von Darmschäden zuerst des oberen Thoraxdrittels zu bedienen, weil dieses bei der Normalatmung am wenigsten beansprucht und noch am leichtesten entbehrt werden kann.

3. Schellenförmiger Thorax

Bei diesem ist aufgrund eines größeren Verdauungsschadens auch das **mittlere** Thoraxdrittel weit- und hartgestellt. (Abb. 39). Der Brustkorb ist nur mehr an seinem unteren Drittel weich, leicht eindrückbar und gut beweglich. Die Arme können nicht mehr senkrecht herabhängen, da sie jetzt vom erweiterten Thorax seitlich abgedrängt werden.

4. Glockenförmiger Thorax

Dieser ist **in seiner Gesamtheit hart und weitgestellt.** Es entsteht das Bild einer Glocke. Flankenhöhe (DICM) und Brustbeinhöhe (BBH) zeigen hohe Werte. Wir finden den glockenförmigen Thorax vor allem beim großen Gas- und Gaskotbauch, somit besonders beim Großtrommelträger. Die Dauerfixation des Brustkorbs in so extremer Weite überdehnt die Lungen, schränkt ihre Atmungsfähigkeit ein und verursacht bei an sich gesunden Lungen vielfach den Effekt eines Lungenemphysems (Pseudoemphysem). Die „Emphysem"-Beschwerden, Atemnot, „Asthma" solcher Patienten, schwinden allein durch Sanierung des Abdomens. Damit bildet sich auch die „Thoraxglocke" zurück.

Die Härte des Brustkorbes wird durch **Prüfung** seiner **Eindrückbarkeit** festgestellt. Der Thorax wird zunächst an seinem unteren Drittel auf jeder Seite einzudrücken versucht, dann am mittleren und schließlich am oberen Drittel. Er sollte überall weich und elastisch beweglich sein.

Der Epigastrische Winkel: Je mehr das untere Thoraxdrittel weitgestellt wird, desto mehr vergrößert sich der epigastrische Winkel. Dieser ist normal 30°, bei glockenförmigem Thorax kann er bis nahezu 180° erreichen.

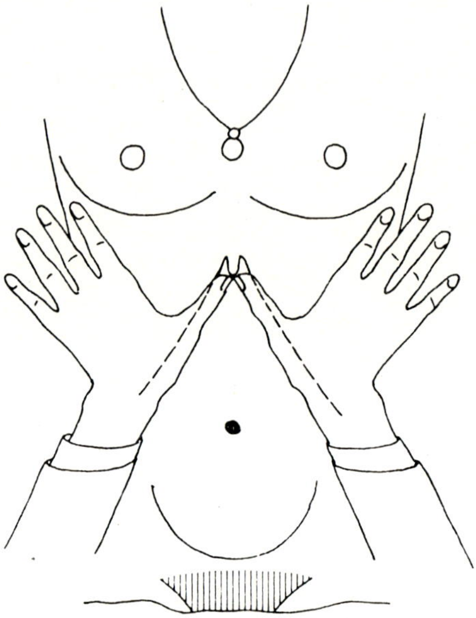

Abb. 38: MAYR-Maß epigastrischer Winkel. Normal 30°. Bei Verbesserung abnormer Bauchverhältnisse tritt mit der Normalisierung der Thoraxform eine meßbare Verkleinerung des epigastrischen Winkels ein. Dieses MAYR-Maß kann nur in der hier dargestellten Form richtig abgenommen und gewertet werden.

5. Paralytischer Thorax

Er kommt nur bei kraftlosen muskelschwachen Darmkranken mit **lässiger Haltung** vor. Dieser Thorax ist überall weich, nirgends erweitert, sondern lang, flach und schmal. Der epigastrische Winkel ist verkleinert.

Schutzbuckel nach F. X. MAYR

Man hat vergessen, daß jede Form ein lebendiges Zeichen einer Sprache ist und etwas zu sagen hat.

BÔ YIN RÂ

Heute hält man die Schutzbuckel für unbedeutende Anomalien. In Wirklichkeit entstehen sie als Folge von Erkrankungszuständen von Organen, deren Segment sich teilweise oder ganz im Bereiche des Brustkorbes befindet. Schutzbuckel werden durch Défense musculaire der Zwischenrippenmuskulatur bewirkt. Dabei ist der Thorax in

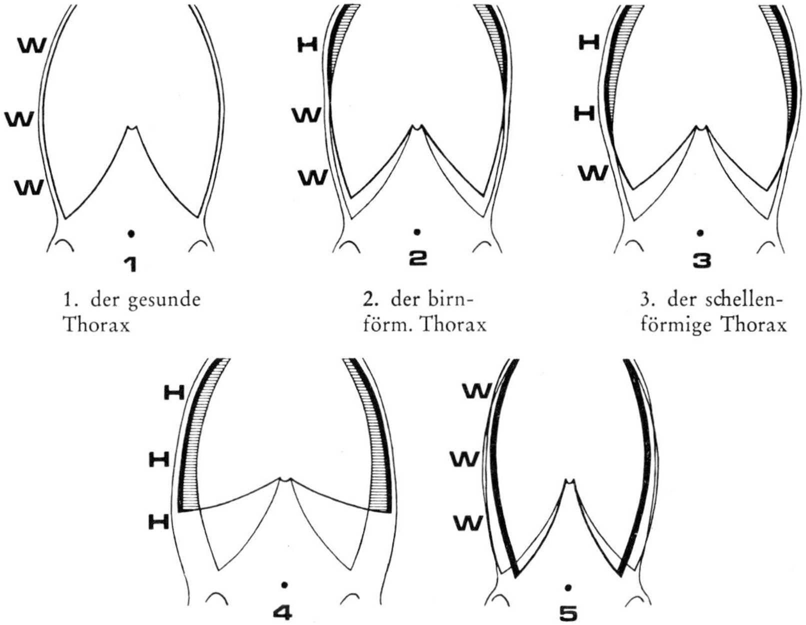

1. der gesunde Thorax

2. der birnförm. Thorax

3. der schellenförmige Thorax

4. der glockenförmige Thorax

5. der paralytische Thorax

W = weich eindrückbar — H = hart eindrückbar

Abb. 39: Schematische Darstellung der Thoraxformen

einem Segment, somit in einem umschriebenen Bezirk in Inspirationsstellung fixiert. Diese Fixation läßt sich als regionale Ausbuchtung sehen und tasten, wobei auch eine vermehrte **Härte** imponiert.

Schon die alten Ärzte haben einen **Herzbuckel** beschrieben, eine Vorwölbung des Thoraxniveaus über der Herzgegend. Vergleicht man beim liegenden Herzkranken die beiden ventralen Thoraxhälften, so wird man fast immer oberhalb des Herzens eine zirkumskripte Erhabenheit sehen und noch besser tasten können. Bei jedem Buckel sind die Zwischenrippenmuskeln infolge Dauerkontraktur druckschmerzhaft. Dies läßt sich durch Fingerdruck nachweisen und mit der meist nicht druckempfindlichen Gegenseite vergleichen.

Selbstversuch: Linken Sternalrand tasten, mit Zeigefinger am Rand zwischen den Ansätzen der Rippen III—V in die Zwischenrippenräume hinein drücken. Mit analogen Stellen rechts vergleichen! Falls links schmerzhafter, dann besteht im Herzsegment Défense musculaire; ein Hinweis für Belastung, Übermüdung oder Erkrankung des Herzens. Im letzteren Falle läßt sich auch ein Herzbuckel ertasten.

MAYR weist auf die 7 Schutzbuckel hin:

1. Leberbuckel
2. Duodenumbuckel
3. Magenbuckel
4. Herzbuckel
5. linker Kolonflexurbuckel
6. Gallenblasenbuckel
7. Querkolonbuckel

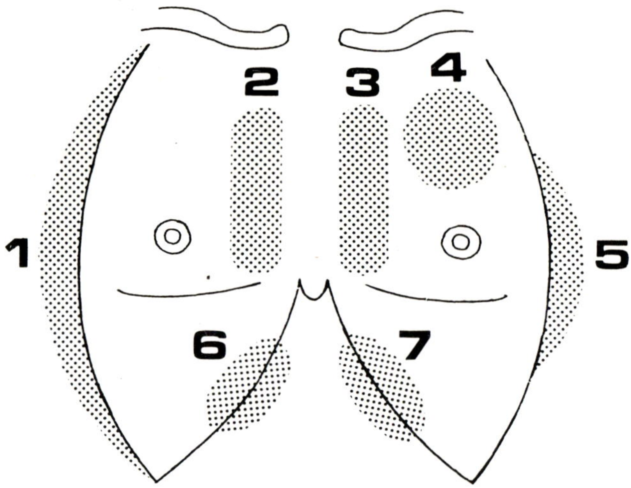

Abb. 40: Schema der Schutzbuckel:
1. Leberbuckel
2. Duodenumbuckel
3. Magenbuckel
4. Herzbuckel
5. linker Kolonflexurbuckel
6. Gallenblasenbuckel,
7. Querkolonbuckel

Die Défense musculaire im Bereiche des Abdomens dient ausschließlich dem Schutze eines segmentzugehörigen Organes. Im Bereiche des Thorax verschafft sie dem geschwächten Organ außerdem einen

Raumgewinn durch Ausbuchtung. So kann z. B. die rechte Thoraxhälfte 5—10—15 cm breiter sein als die entsprechende Stelle an der linken Seite. Dies wird durch den größten aller Schutzbuckel, den Leberbuckel, verursacht. Ein solcher Buckel ist auch bei generellen Thoraxveränderungen im Sinne eines schellen- und glockenförmigen Thorax gut zu erkennen, obzwar die verschiedenartigen Thoraxveränderungen ineinander übergehen *). Je härter der Buckel, um so stärker die Abwehrspannung. Es ist eindrucksvoll, daß eine manuelle Bauchbehandlung nach MAYR durch Entstauung und Zustandsverbesserung der Verdauungsorgane solche starren Thoraxregionen in Kürze wesentlich weicher machen kann; weiters, daß sich als Folge der Säuberungskur der Gedärme solche Buckel deutlich rückbilden, was mit dem Zentimetermaß und fotografisch nachweisbar ist.

---

*) Dies mag in schriftlicher Darstellung kompliziert erscheinen. Die Praxis mit Ärzteausbildungskursen in Diagnostik und Therapie nach F. X. MAYR zeigt jedoch, daß die Ertastung und Diagnostik der Schutzbuckel keine Schwierigkeiten bereiten.

Die Atmung

Der beste Arzt ist die Natur. Sie heilt drei Viertel aller Krankheiten und spricht nie Böses über einen Kollegen.
GALEN

Zum Verständnis des Atemvorganges aus der Sicht F. X. MAYRs sind 3 Grundkräfte zu besprechen:

1. Der elastische Lungenzug,
2. die Zwerchfellkontraktion,
3. der intraabdominelle Druck.

1. Elastischer Lungenzug

Der elastische Lungenzug ist die Kraft der Gesamtheit der elastisch-kontraktilen Elemente der Lungen. Er zieht die Lungen in Richtung Lungenstiel zusammen; verkleinert die Lungenalveolen und saugt das Zwerchfell nach aufwärts. So **bewirkt er die Ausatmung.**

Der elastische Lungenzug übt außerdem einen Sog auf die großen Hohlvenen und die Lebervene aus, fördert somit den venösen Rückfluß zum Herzen, hält den Perikardialsack offen und unterstützt das Herz in der Phase der Dilatation. (Die Dilatation stellt somit kein rein passives Geschehnis dar, da sie das Ansaugen des venösen Blutes aus den Hohlvenen vollzieht.)

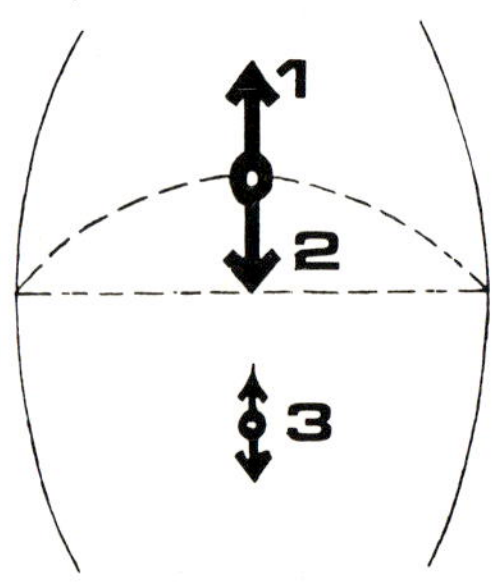

Abb. 41: Atmungsschema:
1. elast. Lungenzug
2. Zwerchfellkontraktion
3. intraabdomineller Druck

2. Zwerchfellkontraktion

Die Kontraktion der Zwerchfellmuskulatur vergrößert den intrathorakalen Raum nach abwärts, steigert den negativen intrathorakalen Druck und wirkt dem elastischen Lungenzug direkt entgegen. Die **Zwerchfellkontraktion ist der Antagonist des elastischen Lungenzuges.** Das Zwerchfell oder Phren (= Zügel) wird von den beiden Kräften, dem elastischen Lungenzug einerseits und der Kontraktion seiner Muskulatur andererseits 20—24 000mal im Tag bewegt. Dieses Kräftespiel ermöglicht den **Gasaustausch des Organismus** über die Lungen. Gleichzeitig erzeugt es **Erhöhung und Senkung des intrathorakalen und Senkung und Erhöhung des intraabdominellen Druckes.**

Daraus wieder entsteht:

a) **eine hämodynamische und lymphodynamische Wirkung,** weil die ständig wechselnden Druck-Sog-Verhältnisse bei Kapillaren, Venen und Lymphgefäßen die Weiterbewegung und Propulsion ihrer Inhalte fördern;

b) **eine Anregung der Verdauungstätigkeit,** weil das normal bewegte Zwerchfell (Bauchatmung) eine rhythmische Kompression und Dekompression der Baucheingeweide vollzieht.

Intraabdomineller Druck

Der intraabdominelle Druck wirkt bei dem Kräftespiel der Atmung mit. Bei der **Einatmung** wird er gesteigert; er „stemmt" sich zunehmend der Zwerchfellkontraktur entgegen (**Antagonist der Zwerchfellkontraktur**). Bei der **Ausatmung** unterstützt er zunächst den elastischen Lungenzug (**Synergist des elastischen Lungenzuges**), vermindert sich aber mit zunehmender Ausatmung immer mehr, bis er negativ wird. Der **Synergist wandelt sich zum Antagonisten** und wirkt dann so lange dem elastischen Lungenzug entgegen, bis sich beide Kräfte das Gleichgewicht halten. Damit findet die Aufwärtsbewegung des Zwerchfelles (und die Ausatmung) ihr Ende.

Durch die Einatmung erfahren die einzelnen Eingeweide eine **inspiratorische Verschiebung.**

Der normotone Magen-Darmtrakt, der ja durch seinen Tonus seine Lage aktiv aufrecht zu erhalten strebt, wirkt der inspiratorischen Verschiebung entgegen und unterstützt die Ausatmung (**Synergist des elastischen Lungenzuges).**

Hypertone und entzündliche Verdauungsabschnitte, die ja um ihre Fixationsstellen spastisch retrahiert sind, leisten aber gegen **jede** Lageveränderung Widerstand. Sie wirken als **Antagonisten der Zwerchfellkontraktur und des elastischen Lungenzuges.** Daher schränkt hier die Natur die Zwerchfelltätigkeit ein, erweitert kompensatorisch den Brustkorb und geht auf auxiliäre Atmungsweise über. Diese Kranken (mit entzündlichen Kahn-, Kot- und Gasbäuchen) klagen häufig über Atembeschwerden oder Unfähigkeit, gut „durchatmen" zu können. (Mit „durchatmen" ist das hier eingeschränkte normale Bauchatmen gemeint).

Hypo- bis atonische Verdauungsabschnitte erschweren die Ausatmung (**Antagonist des elastischen Lungenzuges),** da die erschlafften vollen Darmpartien (schlaffer Kot- und Gas-Kotbauch) einen Zug nach abwärts ausüben. Da das Abdomen luftleer ist, muß bei der Ausatmung sowohl das Zwerchfell wie das daran haftende Eingeweidepaket mit hoch aspiriert werden. Als Hilfsmaßnahme stellt hier der Organismus den Thorax weiter und höher, und erhöht die Zwerchfell-Mittellage, was die Ausatmungserschwerung vermindert.

Zusammenfassung:

Die normale Atmung ist die abdominelle. Sie erbringt bestmögliche Atmungsleistung bei geringstem Kräfteaufwand. Der normotone Magen-Darmtrakt ist Synergist des elastischen Lungenzuges und fördert die Ausatmung. Entzündliche, hypertone, hypo- und atone Veränderungen wirken sich immer nachteilig für die Atmung aus. Jede Form von Atemtherapie bleibt, solange diese Verdauungsveränderungen nicht kausal behandelt werden, weitgehend wirkungslos oder führt zur Zustandsverschlechterung.

Sauerstoffmangel und chronische Kohlensäureüberladung des Blutes

Die Lungenalveole, der Umschlagplatz für Sauerstoff-Aufnahme und Kohlensäure-Ausscheidung, verändert in stetem Wechsel ihr

Volumen: Aktive Verkleinerung und passive Erweiterung lösen einander ständig ab.

Bei verminderter Zwerchfelltätigkeit sorgen die kompensatorischen respiratorischen Bewegungen des Thorax (Brustkorbatmung) gemeinsam mit dem elastischen Lungenzug für weiterhin unverändert stattfindende Volumenveränderung der Alveolen. Bei einer Weit- und Hartstellung des Brustkorbes, etwa bei glockenförmigem Thorax, werden die Alveolen mit erweitert; sie können sich in der Ausatmungsphase aber nur mehr geringfügig verkleinern, weil der hartgestellte, bewegungsbeschränkte Thorax die normale Verkleinerung nicht zuläßt. **Die Durchlüftung der Ventilationskammern des Organismus wird dadurch verringert.** Dies führt dazu, daß die Menge der in den Lungen verbleibenden Residualluft und ihr Kohlensäuregehalt entsprechend vermehrt wird. Es ist wie in einem von vielen Menschen bewohnten Raum, der zu wenig gelüftet wird. Die verminderte Ausatmungsleistung der Alveolen und ihr erhöhter Kohlensäuregehalt wirken ungünstig auf das Blut zurück. Je verzögerter Kohlensäure und andere gasförmige Substanzen aus den Alveolen ausgeatmet werden, desto später kann wieder die weiterhin anfallende Kohlensäure aus dem Blut in die Alveolen gelangen. Als Folge tritt ein verschlechterter Gasaustausch mit Erhöhung des Kohlensäure- und Verminderung des Sauerstoffspiegels des Blutes ein. Diese Zusammenhänge sind **humoraldiagnostisch** zu erkennen:

Die normale Färbung der Schleimhäute, etwa der Lippen, oder der Fingernägel ist **hellrot**, weil hier das hellrote, mit reichlich Sauerstoff beladene, die Kapillarpölster durchströmende Blut durchschimmert. An den blaurot-zyanotischen Lippen und Fingernägeln erkennt man einen gestörten Gasstoffwechsel mit Sauerstoffmangel des Blutes. Auch schon zarte Blaurot-Tönungen, livide Färbungen zwischen Hellrot und Blaurot, wie sie in unterschiedlichen Abstufungen bei einem Großteil der Zivilisationsmenschen anzutreffen sind, besitzen diagnostischen Wert! Man beachte die Farbe der eigenen Fingernägel!

Jeder Verdauungsgeschädigte weist im Thoraxbereich Kompensationsmaßnahmen auf, welche bei stärkerer Ausprägung die Atmungsfunktionen beeinträchtigen. Es kommt zu einem chronischen Sauerstoffmangel und zur Kohlensäureüberladung des Blutes, was sich im Sinne einer schleichenden Autointoxikation auf den Organismus auswirkt.

Heute sorgen noch die Verschlechterung der Luftqualität durch Umweltverschmutzung und der atmungsfeindliche Bewegungsmangel vieler Menschen für eine zusätzliche Belastung. **All dies untergräbt die Grundgesundheit und bereitet den Boden für psychische und somatische Störungen und Leiden aller Art,** besonders im Senium.

Manuelle Bauchbehandlung nach F. X. MAYR

Die manuelle Bauchbehandlung greift gezielt in die oben beschriebenen Zusammenhänge ein. Der hierfür eigens geschulte Arzt *) erhöht und senkt den intraabdominellen Druck durch sanft drückende und wieder nachlassende Bewegungen seiner Hände, die überaus behutsam (!) auf den Unterbauch, in den Bereich der erschlafften Darmpartien aufgelegt werden. Die rhythmisch ablaufende atemsynchron erfolgende Druckerhöhung und -verminderung imitiert die Tätigkeit des normal arbeitenden Zwerchfelles. MAYR bezeichnete seine Behandlung daher auch als „passive abdominelle Zwerchfellbeatmung". Diese bewirkt:

1. Verbesserung des Tonus der erschlafften Darmpartien und Anregung ihrer Motorik (Peristaltik). Als Folge zeigt sich nach wenigen Minuten eine mit MAYR-Maßen feststellbare Verkleinerung und Verschmächtigung des Abdomens, (BM, NM, DDM), und eine perkutorisch nachweisbare Rückbildung eines Zwerchfellhochstandes.

2. Verbesserung der Zirkulation im Bauchraum. Die rhythmischen Druckänderungen erzielen eine lympho- und hämodynamische Wirkung. So werden die in entzündlichen Verdauungsabschnitten gestauten und im übrigen Quellengebiet der Pfortader oft zu träge fließenden Körpersäfte beschleunigt weiterbewegt, abtransportiert und von sauerstoffreicherem Blut und frischer Lymphe ersetzt. Dementsprechend verkleinern sich tastbare Stau- und Entzündungsfelder, was an Minderung von lokalem Druckschmerz und Weichwerden des Bauches festzustellen ist. Der Darmtrakt wird durch die Behandlung besser durchblutet, was sich auch an spürbarer Erwärmung erkennen läßt.

---

*) Ausbildungslehrgänge in Diagnostik und Therapie nach F. X. MAYR finden regelmäßig statt. Ohne Praktikum ist die Methode nicht erlernbar.

3. Entstauung der großen und kleinen Verdauungsdrüsen. Mit der Verbesserung des Tonus und der Motorik kommt auch eine Anregung der Sekretion der Millionen kleiner Verdauungsdrüsen zustande. Auch Leber, Galle und Pankreas werden „abgemolken“, indem durch vermehrte Tätigkeit des Duodenums der intramural gelegene Anteil des Ductus choledochus und des Ductus pancreaticus einer Druck- und Sogwirkung unterzogen wird. So fühlt sich nach der manuellen Bauchbehandlung eine zuvor vergrößerte Leber sehr häufig kleiner und weicher an.

4. Reaktivierung der Atmung. Mit der Verbesserung des Tonus, der Entstauung des Bauchraumes und der großen Drüsen werden verdauungsbedingte Kompensationsmaßnahmen im Bereiche des Thorax entlastet und verringert. Das Zwerchfell tritt in seiner Mittellage wieder tiefer und entfaltet bessere Motilität. Die Erweiterung und Hartstellung des Thorax bildet sich zurück, Buckel werden kleiner und weicher, die MAYR-Maße BBH, DICM, epigastrischer Winkel normalisieren sich, die Atmung verbessert sich, was häufig auch zur Rückbildung livid-zyanotischer Verfärbungen von Lippen und Fingernägeln führt.

5. Verbesserung der Qualität des Blutes. Die in den Punkten 1—4 aufgezählten Veränderungen bewirken offenbar eine Verbesserung der Gesamtqualität des Blutes. Als Folge wird die Haut rosiger und nimmt einen besseren Tonus an. Das Gesicht erscheint frischer, gestraffter, erholter, die Hautkonsistenz wird erhöht. Dr. MAYR stellt daher zu Recht seine Patienten vor und nach einer Bauchbehandlung vor den Spiegel, um ihnen jedes Mal die Veränderungen durch diese Behandlung zu demonstrieren.

Ein Teil der durch die manuelle Bauchbehandlung erzielten Veränderungen läßt sich mit klinischen Untersuchungsmethoden registrieren. Am signifikantesten sind spirometrisch nachweisbare Verbesserungen der Vitalkapazität der Lungen. Andere Veränderungen warten noch im Dornröschenschlaf auf den Forscher, der sie mittels geeigneter technischer Hilfsmittel apparativ erfaßbar und nachweisbar zu machen vermag.

Humoraldiagnostik aus dem Gewebezustand

Das einfache naive Schauen und Denken, das HIPPOKRATES und andere große Ärzte ausgezeichnet, führt in Grundfragen weiter als noch so fein ausgeklügelte Hilfsmittel und ein unüberschaubarer Wissenswust.

August BIER

Die Körpersäfte können verschiedenste Veränderungen und Wertminderungen erfahren. Die Vielfalt aller möglichen „Dyskrasie" erzeugenden Faktoren, die Schadstoffe, deren Spalt-, Abbau- und Kombinationsprodukte ist nicht überschaubar. Bis heute sind in Luft, Wasser und Nahrung 600 verschiedene kanzerogene Umweltgifte nachgewiesen worden. Es vergeht kein Monat, an dem nicht weitere bekannt werden. Die Verseuchung der Muttermilch durch Blei, Benzpyren, Nitrate, Quecksilber, PVC, radioaktive Stoffe, Schädlingsbekämpfungsmittel übersteigt nicht mehr selten das 20—40fache der Toleranzgrenzen *). Auch erbgenetische Schadensfaktoren, Fehler in der Lebens- und Ernährungsweise, Übermüdungsgifte, Alkohol, Nikotin, Drogen, Infekte und streuende Herde, darunter vor allem Entzündungsprozesse im Verdauungstrakt, intoxizieren die Humores.

Chemisch analytische, bakterielle und andere Untersuchungsmethoden können nur einen Bruchteil aller jeweils einwirkenden Schadensfaktoren eruieren. **Die Diagnostik nach MAYR weist hingegen auf Auswirkungen der Gesamtheit aller humoral angreifenden Toxine hin.** Schon die Alten haben erklärt: *Die Haut ist ein Spiegel des Blutes!*" F. X. MAYR sagte dazu:

„Während die einzelnen klinischen Blutuntersuchungsmethoden uns Aufschluß geben über die Beschaffenheit der einen oder anderen Eigenschaft des Blutes, zeigt die Haut an, was von der gesamten Bildung des Blutes und seiner Reinheit (Toxinfreiheit) zu halten ist."

Ein generelles Bild über den Zustand der Körpersäfte läßt sich aus folgenden 10 Kriterien gewinnen:

1. Farbe der Haut
2. Oberfläche der Haut, Dermographismus
3. Tonus der Haut

---

*) SCHMIDT, Dr. med. S.: Umweltschutz und Krebs. Zit. Biolog. Medizin Nr. 4/VIII 1975. Aurelia Verlag, Baden-Baden.

4. Haare
5. Nägel
6. Skleren
7. Konjunktiven
8. Mund
9. Zunge
10. Foetores

1. Farbe der Haut

Normal ist bei der weißen Rasse das Durchschimmern eines **rosa** Farbtones. Die gesunde Haut sieht immer wie frisch gewaschen aus *). Die häufigsten **Abweichungen** sind:

1. blaß-weißlich: verursacht durch toxischen Kapillarspasmus (Erregungsstadium der Ablaufstufen der Intoxikation) oder durch Anämie, Leukämie usw.

2. rot-blaurötlich: diese Farbabweichungen reichen von zarter Lividfärbung bis zur zwetschgenblauen Zyanose. Es besteht meist toxische Kapillardilatation (Lähmungsstadium) mit Sauerstoffmangel und Kohlensäurevermehrung. Oft finden sich lokale Kapillarerweiterungen und -verästelungen, Teleangiektasien, blaurote Nasen und Ohren (besonders bei Gärungsdyspepsie oder Alkoholismus). Weitere Ursachen: Mechanisch bedingte Zirkulationsstörungen, Struma, Tumor, Lungen-, Herz-, Kreislaufschäden.

3. graufahl-schmutzig-grau: hier besteht Verhornung der Epidermis mit Ablagerung von Schadstoffen. Dies tritt als Folge eines chronischen toxischen Kapillarschadens bei chronischer Obstipation, Autointoxikation vom Darm, Laxantienabusus, anderen chronischen Vergiftungszuständen der Humores, genereller Verschlackung, malignen Prozessen, Addinsonscher Krankheit usw. auf.

4. gelblich: durch Bilirubinablagerungen bei Leber-Gallenschäden. Dies weist auch auf leichte Schädigungsgrade hin, die bei Überforderung der Leber durch zu viele Entgiftungsaufgaben, nach Infekten, durch Medikamentennebenwirkungen, intestinale Autointoxikation

*) Dieses Kapitel wurde unter dem Titel „Die Färbung der Haut" ausführlicher und mit 8 Farbabbildungen versehen, bereits dargestellt in RAUCH, E.: Blut- und Säftereinigung. Die milde Ableitungskur. 9. Auflage 1976, Karl F. Haug Verlag, Heidelberg.

usw. verursacht werden. Das Streifen eines Fingers mit leichtem Druck über die Bauchdecke läßt häufig Gelbstich erkennen.

5. grünlich: dieser Farbton findet sich meist bei **akuter** Toxinüberflutung, bei beginnendem Infekt, beginnener Vergiftung, akuter Gastroenteritis, meist in Kombination mit der Facies spastica (Abb. 43); auch bei Brechübelkeit, Reisekrankheit, hochgradiger Übermüdung, bei Schulüberforderung von Kindern, oder bei „Chlorose", Melanicterus und manchen Tumoren.

6. bräunlich-fleckig: braune Flecke und Flächen, um Augen, unter Mammae, in Achselhöhlen, zirkumgenital. Sie finden sich besonders an Schweißstellen, wo mit dem Schweiß Schadstoffe, vor allem Eiweißfäulnisprodukte wie Indikan, möglicherweise auch Medikamentenbestandteile ausgeschieden werden, die mit dem Luftsauerstoff braune Farbreaktionen ergeben. Auch an Handrücken, Gesicht und anderen Lokalisationen auftretende kleine oft Sommersprossen ähnliche „Leberflecke", die sich mit der Zeit dunkler verfärben, gehören dazu. Zumeist besagen sie, daß bestimmte Schadstoffe von den zu ihrer Elimination zuständigen Ausscheidungsorganen (meist Darm oder Nieren) infolge deren Schädigung nicht mehr aus dem Körper entfernt werden konnten und daher in der Haut abgelagert worden sind.

Auch bei Gravidität und innersekretorischen Störungen häufig.

2. Oberfläche der Haut

Die gesunde Haut ist **rosig, samtartig, weich, glatt, glänzend und rein.**

Spröde, rissige, rauhe oder schmutzig aussehende Haut bedeutet verminderte Regenerationskraft durch mangelhaften Säftezustand. **Feuchte oder mit kalt klebrigem Schweiß** bedeckte Haut verrät toxischen **Erregungszustand** der Schweißdrüsen. **Abnorm trockene, matte, glanzlose Haut** spricht für **Lähmung** der Schweiß- und Talgdrüsen. **Abschilfernde, schuppende, papierdünne Haut** besteht bei **Atrophie.**

Ein hoher Anteil abnormer **Hauterscheinungen,** Akne, Ekzeme, Urtikaria, Pruritus, Furunkulose, toxische Exantheme, Arzneiexantheme usw. sind auf Noxen in der Säftebahn zurückzuführen. Wenn

Toxine von innen nach außen „schlagen“ entsteht Aus-schlag, die Natur bahnt den Giftstoffen einen Weg (Ventil) über die Haut nach außen. Es ist therapeutisch wesentlich — obzwar bis heute noch wenig beachtet — die Natur dabei mitsinnig zu unterstützen *).

Ein weiteres Kriterium des Säftezustandes ist der Dermographismus.

Die 4 Grade des Dermographismus

Ritzt man eine üblicher Weise bedeckte Hautstelle, etwa über dem Brustbein, leicht mit dem Fingernagel, so entsteht bei gesunden (= nicht erregten) Gefäßnerven **keine** sichtbare Reaktion (= Dermographismus 0). Besteht jedoch ein Reizzustand der Gefäßnerven, so zeigt sich je nach Grad des Reizzustandes:

1. Dermographismus 1. Grades (Dermo 1): ein **blasser** Strich durch Vasokonstriktoren-Krampf **(Exzitationsstadium).** Bei stärkerem Reizzustand folgt darauf gleich:

2. Dermographismus 2. Grades (Dermo 2): eine flammende **Röte** durch Blutfülle, verursacht durch Vasodilation **(Paralysestadium).** Bei sehr hohem Reizzustand folgt darauf

3. Dermographismus 3. Grades (Dermo 3): **mit Rötung,** quaddelartiger **Schwellung, Hitze** und leichtem **Schmerz,** verursacht durch Vasodilatation mit **Entzündung.** Bei einem noch schwereren Schädigungsgrad zeigt sich Reaktionsunfähigkeit:

4. Dermographismus 4. Grades (Dermo 4): hier tritt fast kein oder überhaupt kein Dermographismus auf, aber nicht wegen Gesundheit, sondern weil die Haut bereits sehr substanzarm und weitgehend reaktionsunfähig ist (fortgeschrittenes Atrophiestadium, prognostisch ungünstig).

Der Dermographismus wird nach dem überwiegend in Erscheinung getretenen Grad gewertet (Dermo 1—4). Beim 1. Grad überwiegen angiospastische, beim 2. angiodilatatorische Erscheinungen, beim 3. Quaddelbildung und beim 4. Reaktionsmangel bei Atrophie. Je irritierter das vegetative Nervensystem ist, besonders durch humoral

---

*) Siehe RAUCH, E.: Heilung der Erkältungs- und Infektionskrankheiten durch natürliche Behandlung. 6. Aufl., Karl F. Haug Verlag, Heidelberg.

kreisende Toxine (Autointoxikation, Thyreotoxikose, Infektions-, Umweltgifte usw.), desto ausgeprägter sind die Erscheinungen. Bei erfolgreicher Therapie zeigt sich Rückbildung.

3. Der Tonus der Haut, Gesichtsstadien

Wir haben im Gesicht einen Spiegel, der die Reinheit des Blutes und die Güte der Funktion des Verdauungsapparates wiedergibt.

F. X. MAYR

Die normale Haut schmiegt sich dank ihres **dichten, prall-elastisch tonisierten** Gewebes festhaftend dem Körper an wie ein ideal sitzendes **faltenloses Trikot;** sie gibt das Relief ihrer Unterlage in gemildert abgerundeten Formen wieder und schafft so die schönen weichen Konturen, die wir am gesunden Körper bewundern. Für diese Eigenschaften der Haut sorgt der Normotonus. Toxine in den Humores verändern den Tonus, wobei sich gerade im Gesicht charakteristische Auswirkungen feststellen lassen:

I. Normalstadium (Normotonus) mit Facies normalis

II. Erregungsstadium (Hypertonus) mit Facies spastica

III. Erschlaffungsstadium (Hypotonus) mit
- a. Facies rotunda
- b. Facies plicata

IV. Degenerationsstadium (Atrophie) mit
- a. Facies atrophicans plana (Atrophie I)
- b. Facies atrophicans striata (Atrophie II)
- c. Facies atrophicans plicatissime plicata (Atrophie III)

I. Normalstadium (norm.)

Das normale Gesicht ist **rosig, oval, straff, glatt und faltenlos.** Aufgrund der guten Spannkraft der normotonen Haut entstehen nicht einmal beim Lachen Falten, sondern nur Grübchen in den Wangen. Die Backen über den Jochbögen sind entsprechend fest, kompakt bis „apfelhart“. Sie sind schwer abhebbar und entgleiten elastisch der tastenden Hand. Die Kanten der Unterkiefer sind geradlinig und bis zum Kieferwinkel zu verfolgen. Die Haut des Unterkieferbereiches ist so straff, daß auch bei Kopfsenken kein Doppelkinn entsteht. Der normale Mund ist durch den normotonen Musculus orbicularis oris klein und gut geschwungen. Das Normalgesicht stellt nicht nur die gesündeste, sondern auch die optisch schönste aller Gesichtsarten dar (Abb. 43, S. 117).

Tonusprüfgriff der Haut (Jochbogengriff): Die Gesichtshaut über dem Jochbogen wird mit Daumen und Zeigefinger erfaßt, abzuheben und zu verschieben versucht. Dabei läßt sich eine Skala unterschiedlicher Hautqualitäten, vor allem Tonusintensitäten ertasten. Normal findet sich ein pralles, dichtes, substanzreiches, kompaktes, weder abheb- noch verschiebbares und dennoch flaumig weiches Gewebe. (Wichtiges Kriterium! Siehe S. 29)!

II. Erregungsstadium — Facies spastica (spast.)

Bei akuter Überflutung der Körpersäfte mit Toxinen (Infekt, Nahrungsintoxikation usw.) ziehen sich die elastisch-kontraktilen Hautelemente eng zusammen. Das Gesicht wird dadurch kleiner, spitzer, die Akren treten schärfer hervor, Gänsehaut und Blässe (Vasokonstriktion) fallen auf. Mund und Augen werden durch Kontraktion der Ringmuskeln kleiner und enger. Kurze Haare stehen zu Berge (Kontraktion der Mm. erectores pilorum).

Die Facies spast. entsteht aus der Facies normalis, zeigt sich aber häufiger als akute Aufpfropfung auf andere, schon länger bestehende Gesichtsveränderungen (Abb. 43).

III. Erschlaffungsstadium — Facies rotunda und plicata

a. Facies rotunda, Rund- oder Vollmondgesicht (rot.)

Im leichten Grad des Lähmungs- oder Erschlaffungsstadiums, im sogenannten **Quellungsstadium,** ist der Tonus des Hautgewebes bereits vermindert. Das ursprünglich feste Gefüge zeigt sich **lockerer, weicher** und wie **gequollen.** Das ovale Gesicht wird jetzt **runder,** im Extrem bis zum Vollmondgesicht. Die Wangen werden weicher und voller, pausbackig, rücken etwas tiefer, können dann bis **„sulzig“** aussehen und bei jedem Schritt erzittern. Entsprechend der Erschlaffung des Musc. orbicularis oris werden die Lippen wulstiger, fleischig, der Mund länger. Bei Kopfneigen zeigt sich ein Doppelkinn.

Die rot. wird aufgrund ihrer Färbung oft als „gesund wie Milch und Blut" beschrieben. In Wirklichkeit handelt es sich um toxische Erschlaffung der Kapillaren an den exponierten Wangenpartien (starke rote bis blaurote Färbung), kombiniert mit peroraler Blässe (Blässe um den Mund) durch Kapillarspasmus an den geschützteren Partien. Falten sind noch keine vorhanden.

Am übrigen Körper fallen die analogen Veränderungen auf: Rundlich gequollene reliefarme Extremitäten, der Leib klobiger und verwaschen in seinen Strukturen (Abb. 43).

b. Facies plicata — Faltengesicht (plic.)

Im fortgeschrittenen Grad des Erschlaffungsstadiums hat die Spannkraft der Haut noch stärker nachgelassen. Ganze Hautpartien sinken unter ihrem eigenen Gewicht herab; so die Wangen, die Unterkieferhaut, es bilden sich Falten: Nasenwinkel- und Mundwinkelfalten, Lachfalten, „Backentaschen", ein sack- oder halbmondförmiges Doppelkinn. Das Gesicht wird mehr **rechteckig.** Auch Stirnfalten, Ringe am Hals sowie entsprechende Erschlaffungszeichen am übrigen Körper treten auf: Hängebrüste, Hängebauch, hängende Gesäßbacken, Ringe um die Oberschenkel, Verbreiterung des Unterleibes bis zur relieflosen schwappenden Masse (Abb. 44).

IV. Degenerationsstadium — Facies atrophicans I—III (A. I—III)

Alle bisher beschriebenen Veränderungen werden nach RECKEWEG dem *„humoralen Krankheitsstadium"* zugerechnet. Bei diesem spielt sich das Krankheitsgeschehen noch vorwiegend im humoralen Bereich ab, wobei die Auswirkungen auf die Gewebe weitgehend **reversibel** bleiben. Dies ist beim nächsten Stadium, dem Degenerations- oder Atrophiestadium nicht mehr der Fall. Hier verlagert sich der Angriffspunkt der Toxine bereits derart auf den zellulären Bereich, daß die Zellsubstanz zunehmend mehr **irreversible** Schäden erleidet: Degeneration, Schwund, Atrophie, Zerstörung. RECKEWEG spricht vom *„zellulären Krankheitsstadium"*. Die Grenze zwischen dem vorwiegend reversiblen humoralen und dem vorwiegend irreversiblen zellulären Krankheitsstadium ist eine wichtige biologische Grenze:

Der biologische Schnitt

Die Stadien der Atrophie befinden sich jenseits des biologischen Schnittes. Es ist für den Arzt diagnostisch, prognostisch und therapeutisch überaus wichtig zu erkennen, auf welcher Seite sich der Patient in seinem Gesamtzustand befindet.

Die Stadien der Atrophie sind durch Substanzverlust, Gewebeschwund charakterisiert. Es schwinden nicht nur Fett, sondern auch andere Anteile von Elementen der Haut. Letztere wird dünner, leichter, tonusärmer (Atonus!), schlaffer und so schmiegsam, daß sie in die Gruben ihrer Unterlagen einsinkt. Die Hautdrüsen verkümmern zunehmend, Talg- und Schweißproduktionen werden geringer, die übrigen Hautfunktionen minderwertiger. Die „Hautatrophiker" weisen schließlich eine papierdünne Haut auf. Oft sind sie irrtümlich noch stolz darauf, daß ihr Körper weder Schweißbildung noch Schweißgerüche erzeugt. In Wirklichkeit ist hier die Haut, die zu Recht oft als 3. Niere bezeichnet wird, als Ausscheidungs- und Entgiftungsorgan weitgehend unbrauchbar geworden. In fortgeschrittenem Grad ist nur mehr Dermo 4 festzustellen.

a. facies atrophicans plana (A. I)

In diesem Anfangsstadium der Atrophie ist das Gesicht **oval** und **faltenlos,** jedoch treten alle Akren **scharf** und **spitz** hervor: Nase,

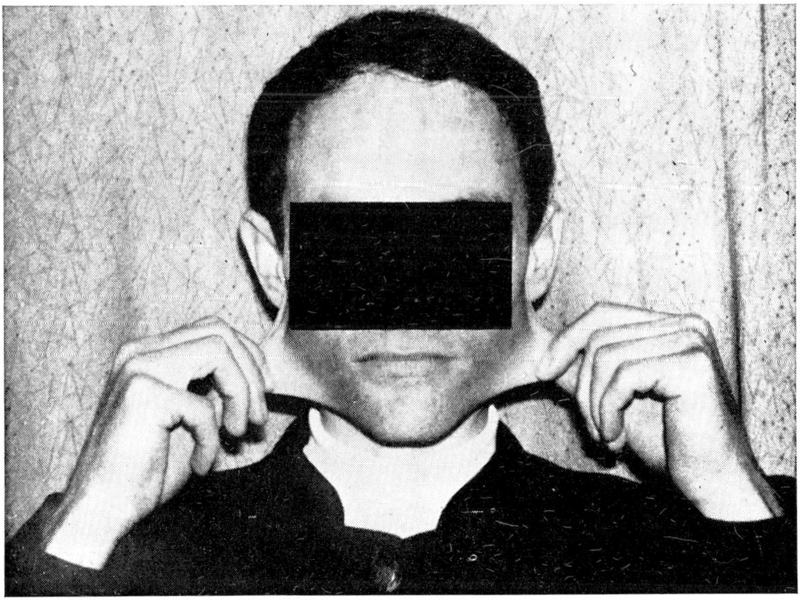

Abb. 42: Facies atrophicans plana (A. I). Die substanzarme Haut läßt sich besonders an den Kieferwinkeln weit abziehen.

Jochbögen, Kinn, Adamsapfel, Ellbögen etc: Gruben sinken tiefer ein: Hohläugigkeit, Hohlwangen, Gruben über den Schlüsselbeinen („Salzfässer“), Einziehungen zwischen den Rippen („Gandhilook“). Dies sind nicht bloße Zeichen von Magerkeit, sondern **Charakteristika des Gewebeschwundes!** Sie können durch Entgiftung der Humores auch ohne Gewichtszunahme noch verbessert werden. **Das Hauptkriterium der Atrophie ist durch den Tonus-Prüfgriff, Jochbogengriff, zu erfassen:** Zwischen den Fingern befindet sich ein substanzarmes dünnes weiches Häutchen, das sich widerstandslos erfassen, verschieben und abziehen läßt, besonders an den Kieferwinkeln. Hier läßt sich die atrophische Haut wie bei einem jungen Dackel abziehen. Der schlechte Tonus entspricht der geschwächten Vitalität des „Atrophikers“ (Siehe Abb. 42 und 44).

b. Facies atrophicans striata (A. II)

Sie unterscheidet sich von der A. I durch Auftreten einer oder mehrerer scharfgeschnittener, tief in die Haut eingegrabener Rinnen, Linien oder Striche (Striae). Diese Facies entwickelt sich häufig aus der Facies plicata. Durch fortwährende Einwirkung von Giften setzt die Atrophie mit Schwund der Hautmasse ein, wodurch sich die hängenden Falten zurückbilden, sich aufrollen und die eingekerbten Linien unter den Faltenwülsten zum Vorschein kommen. Der Unterschied zwischen Plica (Falte) und Stria (Furche) ist wichtig:

Die **Plica** ist eine substanzreiche, herabhängende Hautpartie, Hauttasche oder Falte, die **Stria** hingegen eine eingravierte Rinne (Furche).

c. Facies atrophicans plicatissime plicata (A. III)

In diesem schlechtesten Stadium zeigt sich die Haut schon **papierdünn, pergament- oder lederartig, zerknittert, welk, vergilbt, durch quer- und längsziehende** Fältelungen und Furchen durchpflügt (siehe Abbildung 45!).

Das **Alter** spielt bei der Entstehung dieser Veränderungen eine gewisse Rolle, da eine größere Anzahl von Jahren den Giften im Blut mehr Gelegenheit bietet, ihre Spuren zu prägen. Auch „Wind und Wetter“, vor allem bei Land- und Seeleuten wirken mit. Sie sind aber nur von sekundärer Bedeutung. Zahlreiche hochbejahrte Menschen, die sich viel im Freien aufgehalten haben, weisen nämlich keine verwitterte greisenhafte Haut auf. Umgekehrt besitzen viele verhältnismäßig junge Stadtmenschen, die wenig mit Wind und Wetter in Berührung gekommen sind, eine A. III.

Häufig trifft man diese Hautveränderungen bei Rohköstlern, vor allem wenn sie — wie üblich— zu viel an Vegetabilien verzehren. Sie leiden fast ausnahmslos unter Gärungsdyspepsie, Blähungen, breiigen Stühlen usw. und bekommen schließlich durch ständige Resorption von Gärgiften Leberschäden und die gleichen blauroten Nasen und Ohren wie Alkoholiker. Schließlich entsteht durch die chronische Gifteinwirkung die A. III. (Man beachte vergleichsweise das faltenlose Gesicht von Dr. F. X. MAYR, das an seinem 80. Geburtstag aufgenommen wurde [Abb. 1].)

Die Tonusbewertung

Was ist das Schwerste von allem? Was dir das Leichteste dünkt: Mit den Augen zu schauen, was vor den Augen dir liegt.

GOETHE

Bei jeder Erholung, Erfrischung, Regeneration des Organismus zeigt sich Verbesserung des Hauttonus: bei jeder Ermüdung, Erschöpfung, Erkrankung Verschlechterung. Schon mit freiem Auge sind Tonusveränderungen an der Gesichtshaut festzustellen; besser vermag es die geübte tastende Hand. Ihr bleiben auch Tagesschwankungen im Allgemeinzustand nicht verborgen. F. X. MAYR wandte als erste diagnostische Handlung bei jedem Patienten seinen **Hautprüfgriff über dem Jochbogen** an. Auch außerhalb der Ordination, wenn er Schüler, Patienten oder Freunde traf, fragte er nie nach dem Befinden, griff jedoch jedem nach der Backe: „Lassen Sie mich sehen, wie es Ihnen geht!“ Auch vor, während und nach der manuellen Bauchbehandlung tastete er den Hauttonus und zog darauf treffsichere Rückschlüsse.

Minderwertiger Tonus ist auf minderwertigen Säftezustand zurückzuführen. Ein schlechter Säftezustand wirkt sich auf verschiedene Gewebe unterschiedlich aus. Hoch differenzierte Organe, etwa Hormondrüsen, Sinnesorgane, neurovegetative Substanzen, werden rascher in Mitleidenschaft gezogen; robuste Gewebe leisten länger Widerstand.

Die erste und wichtigste Frage bei der Beurteilung der Haut ist ihr (ertastbarer) **Vitalitätsgrad.** Die substanzreiche, kompakte, durch deutliche Vitalität gekennzeichnete Haut diesseits des biologischen Schnittes fühlt sich ganz anders an als die degenerierte durch Substanz- und Vitalitätsschwund reduzierte Haut im Stadium der Atrophie.
Grundsätzlich gilt: Je besser der Tonus, desto größer die biologische Vitalität und Regenerationskraft des Patienten; desto leichter sind therapeutische und regenerative Erfolge zu erzielen.

Je elender der Tonus, je ausgeprägter eine Atrophie der Haut, desto geringer ist die biologische Vitalität und Regenerationskraft; desto mehr benötigt man Geduld. Erfolge sind auch bei Patienten mit Atrophie erzielbar. Die atrophisch degenerierte Haut besitzt noch mehr oder weniger reichlich intakte Elemente, und dem entsprechend verhält es sich mit dem Gesamtorganismus des „Hautatrophikers". Letzterer ist im allgemeinen ein höchst empfindsamer, folgsamer, ja vielfach übertrieben folgsamer, bis fanatischer Patient. Er neigt, um nur endlich gesünder zu werden, oft zu Übertreibungen in der Therapie. Eine anfängliche Begeisterung schlägt allzurasch in Enttäuschung, Angst, Hypochondrie um, wenn sich nicht bald spürbare Verbesserungen zeigen. Meist sind daher großer ärztlicher Einsatz, viel Erfahrung und Ausdauer von nöten. Ausgeprägte Atrophiker sind oft therapeutische „Vierjahrespläne"!

Nach Auffassung des Verfassers gibt es eine **angeborene** und eine **erworbene** Hautatrophie. Erstere tritt in kindlichem oder jugendlichem Alter als Folge einer biologisch beeinträchtigten Erbsubstanz auf, letztere meist im höheren Alter durch starke chronische Toxineinwirkung.

Zur Registrierung der Gesichtsstadien verwendet der Verfasser auch hier die

Klassifizierung in 4 Untergrade (siehe Abb. Tafel 43, 44, 45).

Demnach stellt eine rot. **1** eine geringe Tonusminderung und somit nur geringe Abweichung von der idealen Facies normalis dar; die rot. **2** zeigt mäßige Quellung, die rot. **3** ein stärker gequollenes Rundgesicht, die rot. 4 ein ausgeprägtes „sulziges" Vollmondgesicht *) usw.

---

*) In Hollywood verkauft man die rot. 2—3 (Marilyn MONROE, Liz TAYLOR) oder die A. I. (Katherin HEBPURN u. a.) als Idealbild.

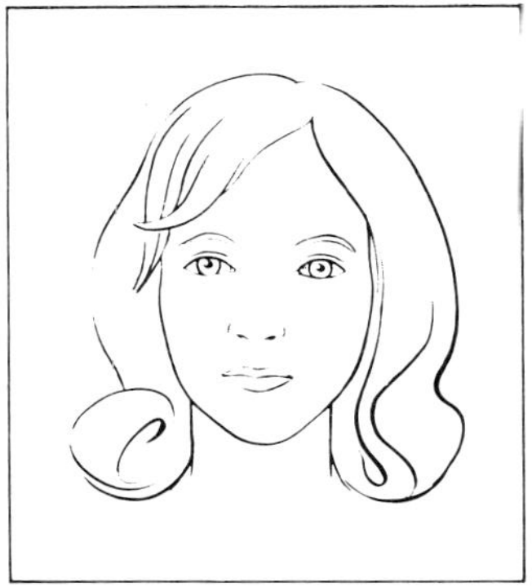

Facies normalis

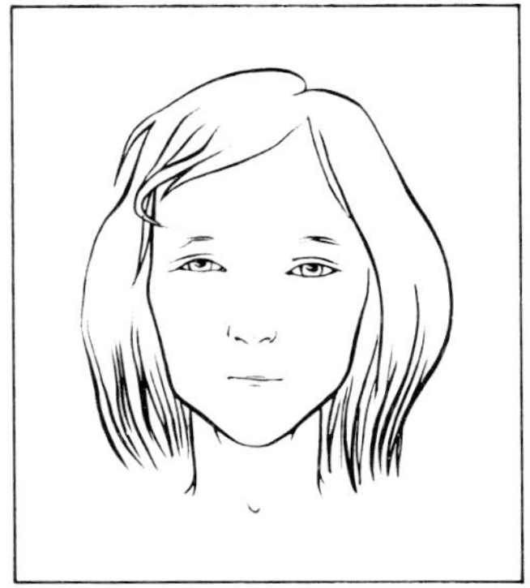

Facies spastica

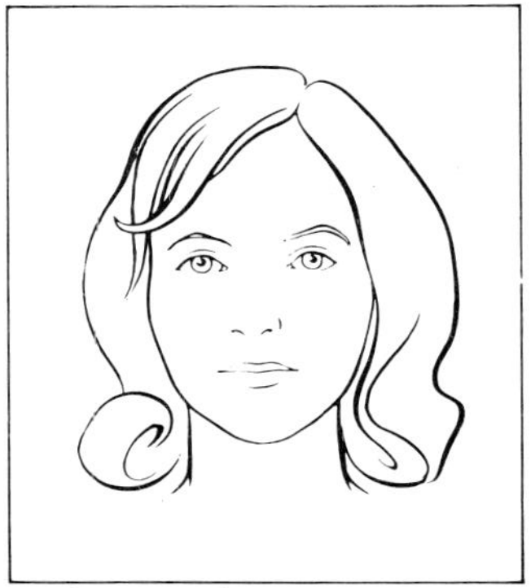

Facies rotunda 1

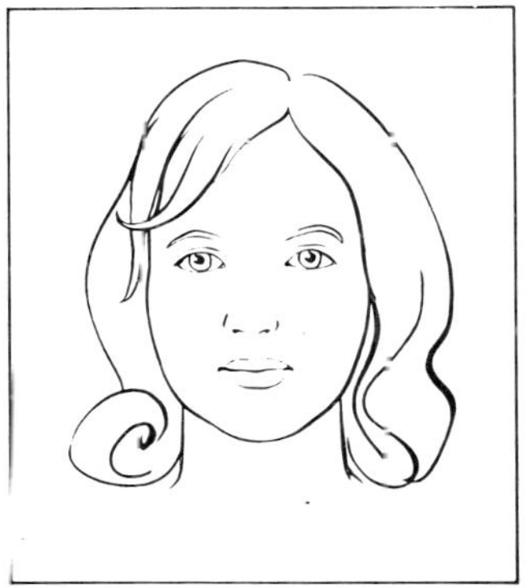

rotunda 2

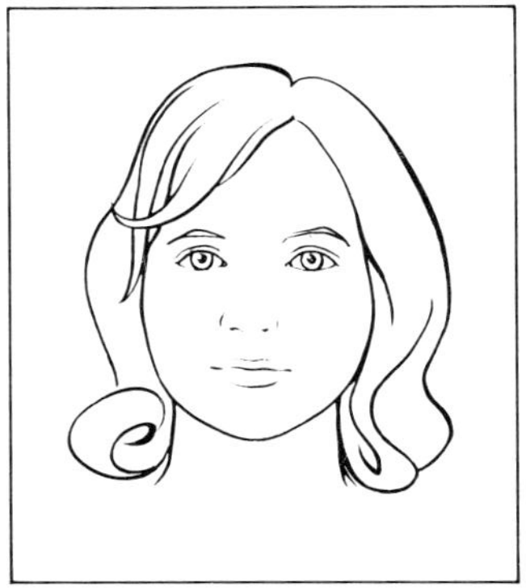

rotunda 3

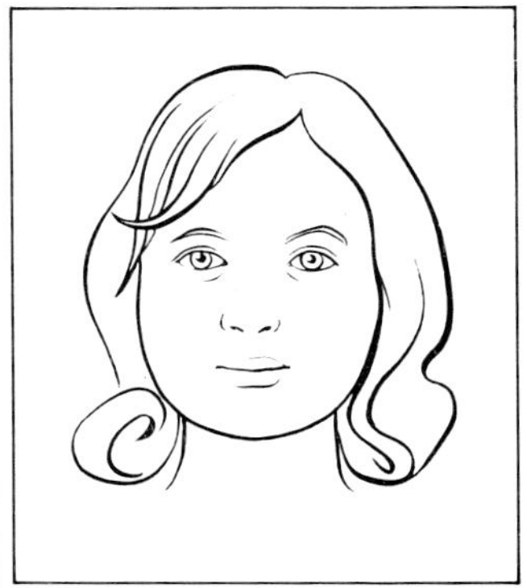

rotunda 4

Abb. 43: Die Faciesarten nach F. X. MAYR mit Unterte.lung in 4 Intensitätsgraden(1. Teil).

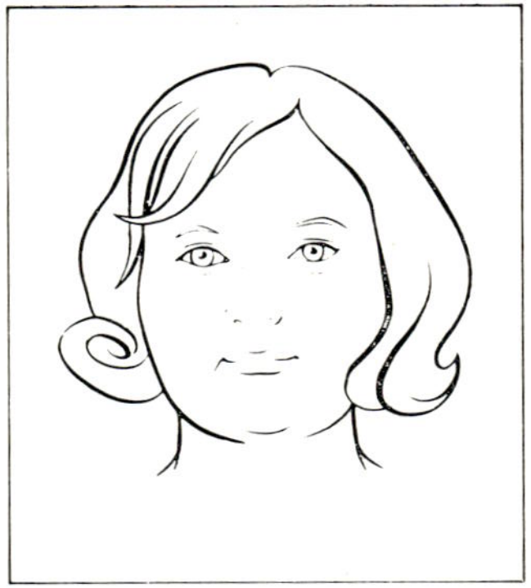

Facies plicata 1

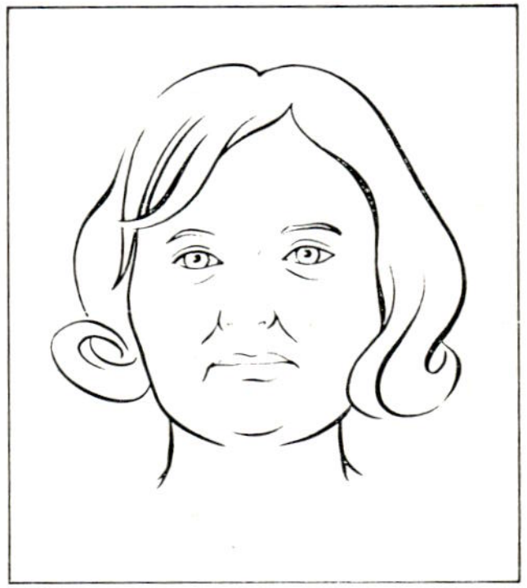

plicata 2

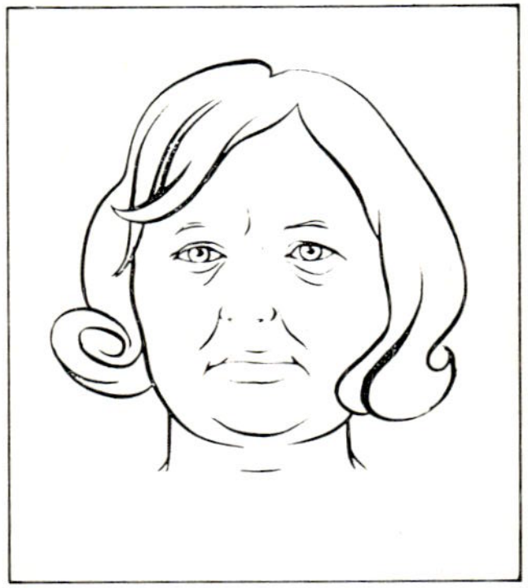

plicata 3

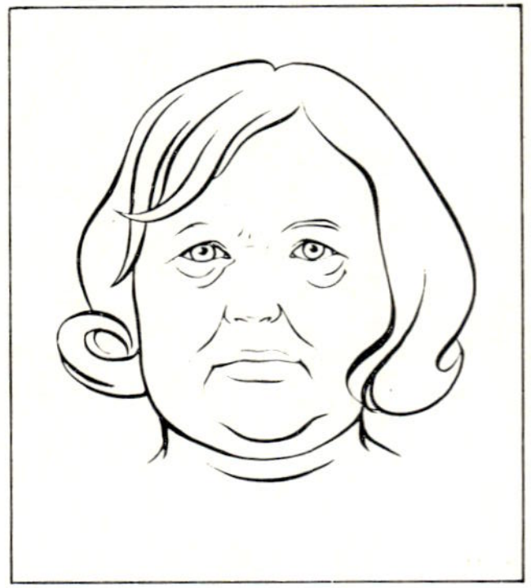

plicata 4

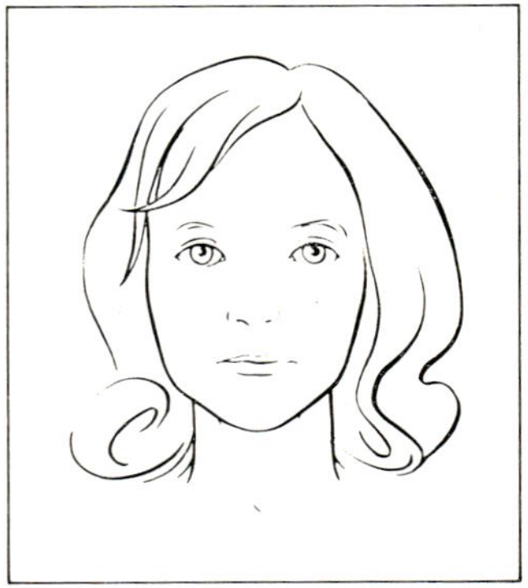

F. atroph. plana 1

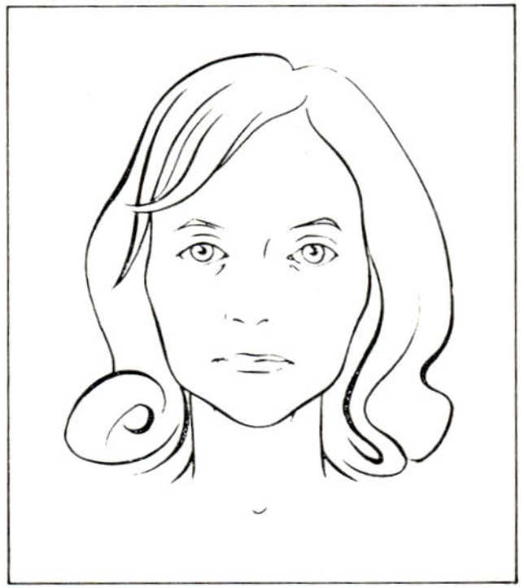

atroph. plana 2

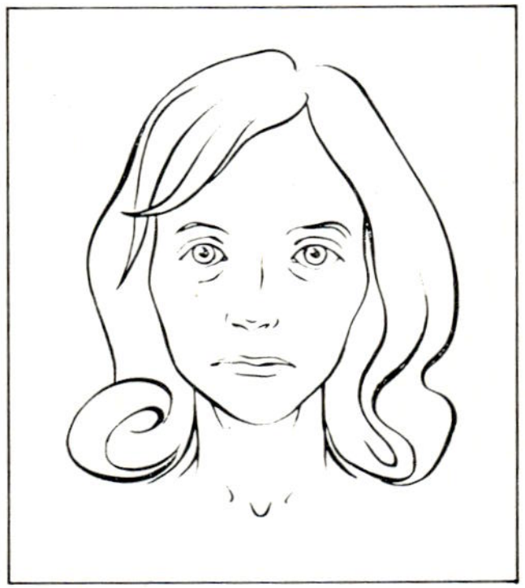

atroph. plana 3

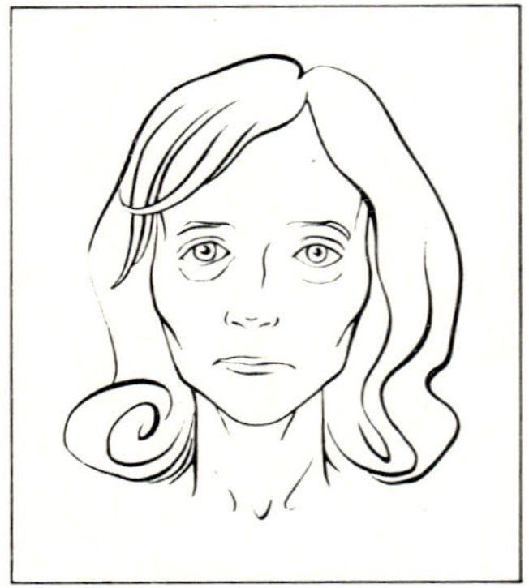

atroph. plana 4

Abb. 44: Facies plicata und atrophicans plana in 4 Intensitätsgraden.

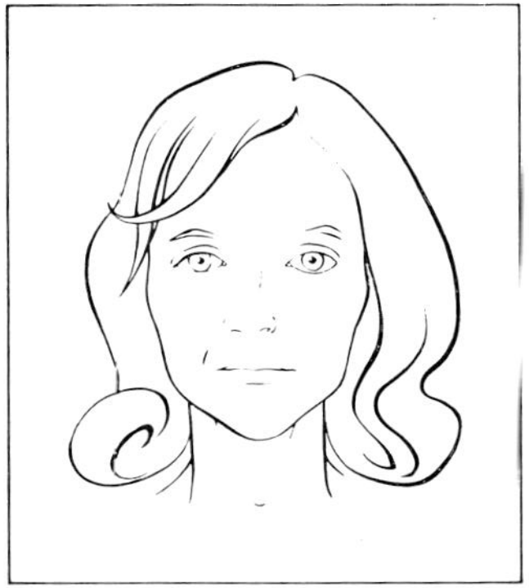

F. atroph. striata 1

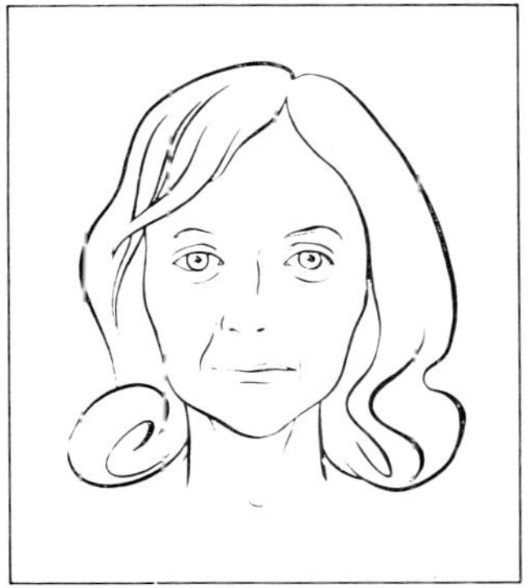

atroph. striata 2

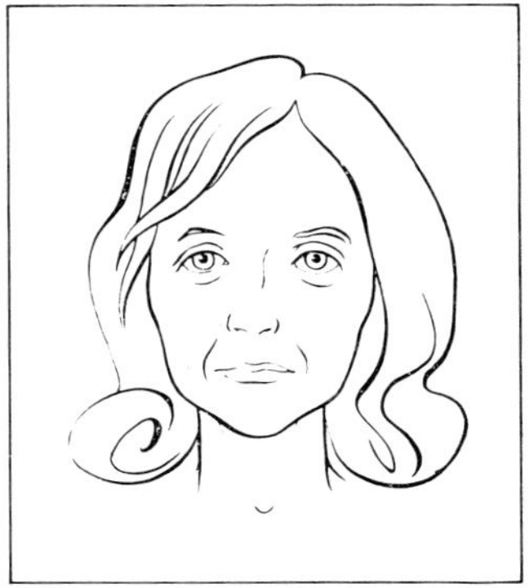

atroph. striata 3

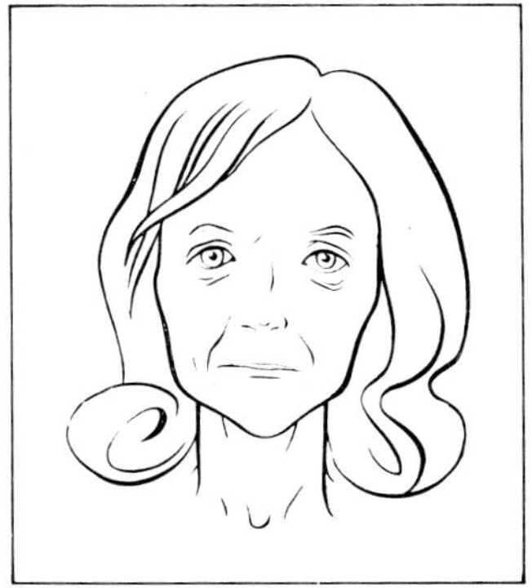

atroph. striata 4

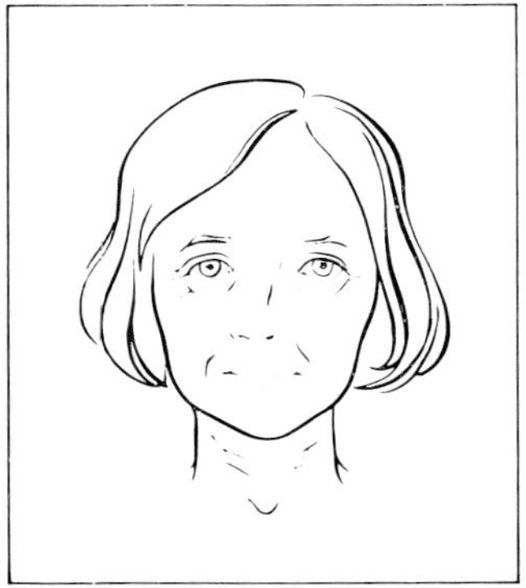

F. atr. plic. plic. 1

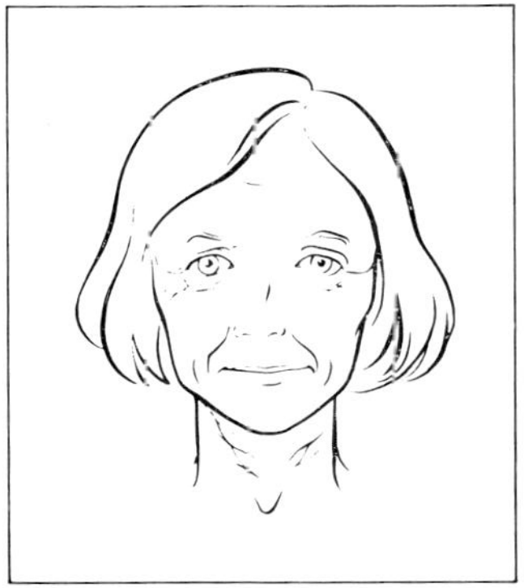

atroph. plic. plic. 2

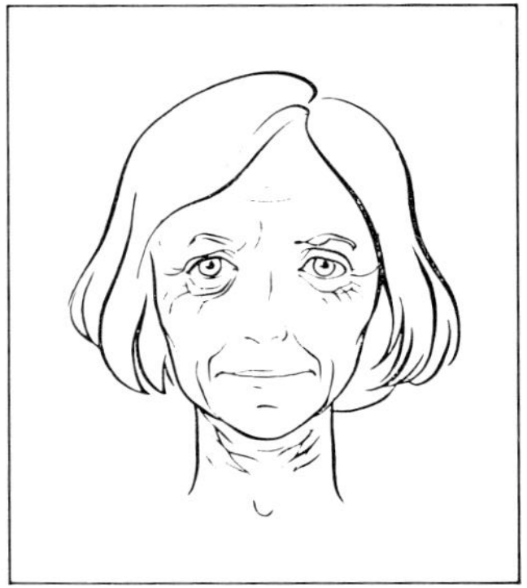

atroph. plic. plic. 3

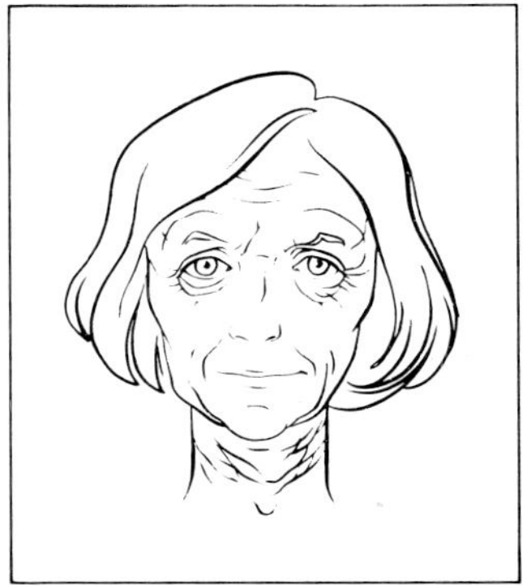

atroph. plic. plic. 4

Abb. 45: Facies atrophicans striata und plicatissime plicata in 4 Intensitätsgraden.

Die Klassifizierung aller Gesichtsstadien des Menschen gibt grundsätzlich Richtlinien, wie optisch und haptisch die generellen Zustandsveränderungen der Haut und damit des allgemeinen Gesundheitszustandes als Verbesserung oder Verschlechterung zu erkennen sind. So kann man auch die ganzheitsmedizinischen Auswirkungen von Therapien, Kuren, Diätregimen, Urlauben etc. an der entsprechenden Änderung des Hauttonus ablesen.

Diese ganzheitsmedizinische diagnostische Methode setzt neue Maßstäbe, weil sie gerade dort wertvollste Aussagen ermöglicht, wo bisher objektive Kriterien gefehlt haben.

Behauptungen, diese oder jene Lebens- und Ernährungssysteme seien besonders gesund, weil sie bestimmte theoretisch belegbare Vorzüge besäßen, sollten daher kritisch nach MAYR begutachtet werden. Da es ja immer nur auf die Auswirkungen, auf den Menschen ankommt, müssen wertvolle Systeme, Regenerationsmethoden usw. eine Verbesserung der humoraldiagnostischen Kriterien bewirken und sich daran erkennen lassen. Darmreinigungskuren z. B., obzwar sie oftmals mit beträchtlichen Gewichtsabnahmen einhergehen, zeigen in ihrer Nachwirkung häufig Tonusverbesserungen bis 3—4 Untergrade. Manche andere medikamentöse oder diätetische Kuren (z. B. zur Gewichtsreduktion) können deutliche Verschlechterungen des Tonus zur Folge haben. Sie gehen dann auf Kosten der Gesundheit! Bei Therapien, die den allgemeinen Gesundheitszustand anheben sollen, müßte sich eine Tonusverbesserung von mindestens 1 Untergrad nachweisen lassen (Abb. 46).

In letzter Zeit verheißen wieder zahlreiche „Lebenslehrer“, „Gesundheits- und Ernährungsapostel“ ihren oft in die Millionen gehenden Anhängern bei Befolgung ihrer „Systeme“ Gesundheit, langes Leben und den Himmel auf Erden. Tatsächlich bleiben die Folgen von „Korn, Kraut und Kohl“, extremem Vegetarismus oder anderen Vorschriften nicht aus. Man kann sie an den Abbildungen der „Apostel“ meist deutlich erkennen. Großteils weisen sie — dank ihrer Rezepte — den **schlechtesten** aller Hautzustände auf: die Facies atrophicans plicatissime plicata (A. III)! Die Diagnostik nach MAYR offenbart unerbittlich die generellen Auswirkungen!

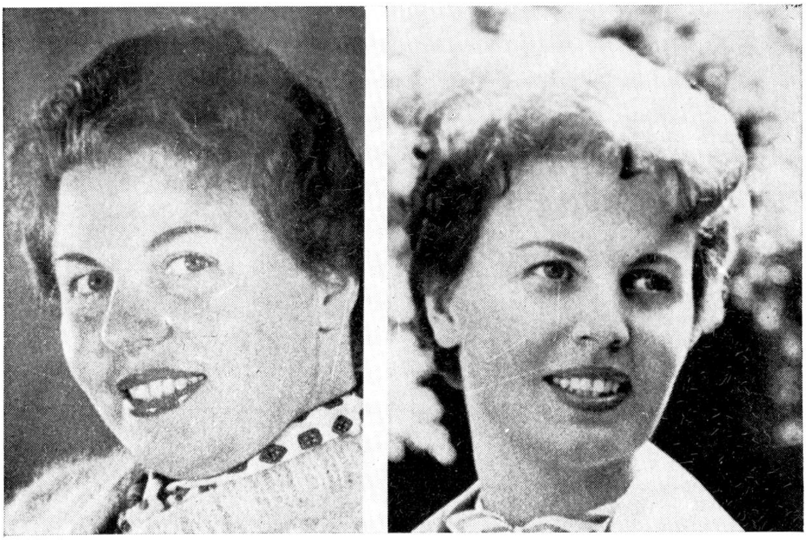

Abb. 46: Tonusverbesserung durch Darmreinigungskur von Facies plic. 1—2 auf rot. 2! Man beachte auch die Änderung der Halslänge!

Messen von Tonusveränderungen

1. *Das Mamma-Dreieck* (Abb. 47)

Eine Möglichkeit zum Messen von Tonusveränderungen der Haut bietet das von KOJER eingeführte Mamma-Dreieck. Mit einem Lineal werden an der am Untersuchungstisch liegenden Frau die folgenden Abstände in cm festgestellt: Vom Jugulum zur **linken,** dann zur rechten Mamillenmitte, sowie zuletzt von den Mamillen zueinander. Bei Zustandsverbesserung werden die 3 Maße kleiner. Im Verlauf von Darmreinigungskuren verkleinern sich die Abstände oft um jeweils mehrere Zentimeter (siehe Abbildung 48 und 49!).

2. *Faltenzahl am Rücken (F)*

Normalerweise sind am Rücken keine Falten festzustellen. Durch Erschlaffung der Haut zeigen sich am Adipösen und auch am Mageren häufig herabhängende Faltenpartien. Bei guter Tonusverbesserung klappen sich diese auf und bilden sich zurück.

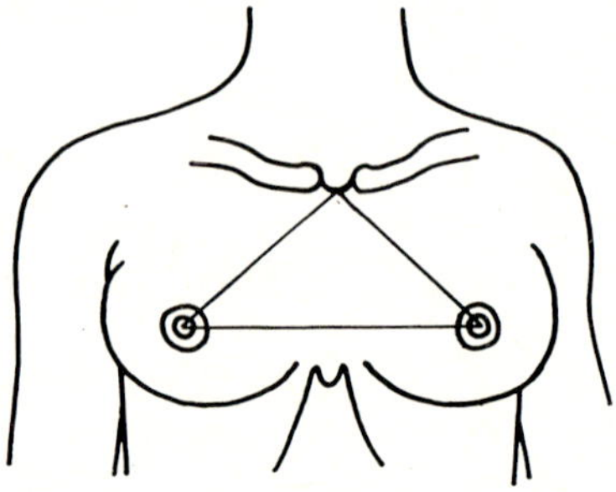

Abb. 47: Mamma-Dreieck.

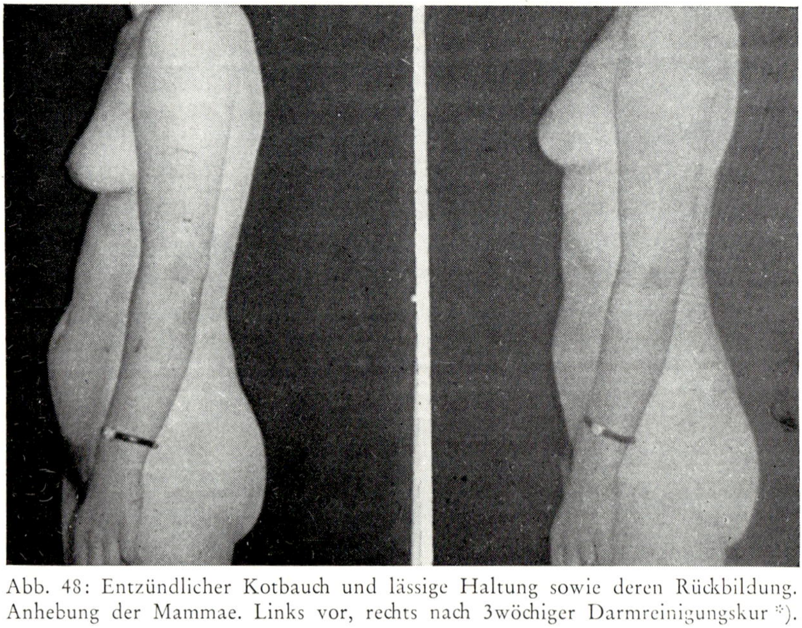

Abb. 48: Entzündlicher Kotbauch und lässige Haltung sowie deren Rückbildung. Anhebung der Mammae. Links vor, rechts nach 3wöchiger Darmreinigungskur *).

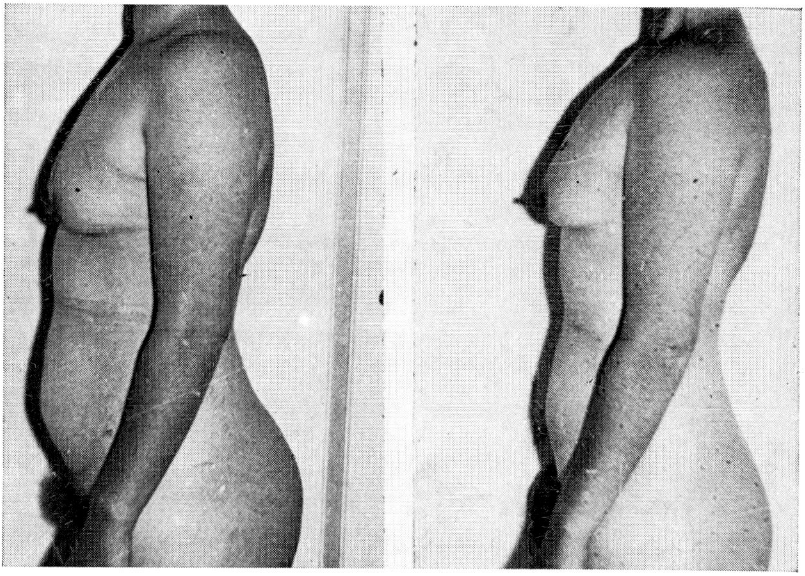

Abb. 49: Entzündlicher Kotbauch und Entenhaltung und deren Rückbildung durch Darmreinigungskur. Die Hebung der Mammae wird am Schattenbild verdeutlicht *).

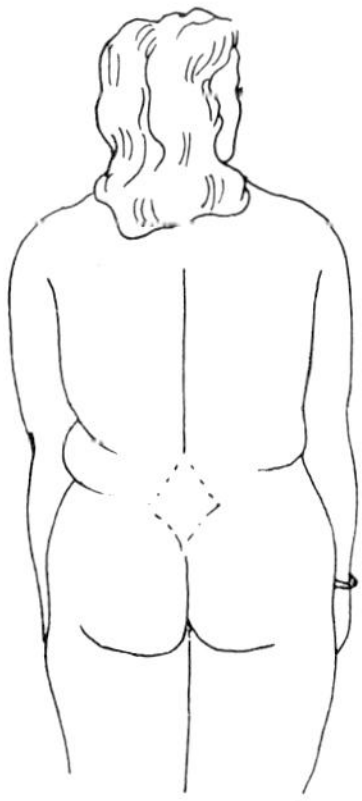

Abb. 50: MAYR-Maß Faltenzahl (F). Normal keine Falten, hier 2/1.

*) Fotoabbildungen 48 und 49 von Frau Dr. med. v. UNRUH.

Stadium	Facies	Form	Farbe	Tonus am Jochbogen	Dermo	Charakteristische Kennzeichen
Normalstadium	*f. normalis*	oval	rosig	normoton, weich, dicht, prall-elastisch, nicht abhebbar, nicht verschiebbar	∅	Haut überzieht den Körper wie faltenlos anliegendes Trikot, straff, glatt, gut reaktions- und schwitzfähig
Intoxikation						
I. **Erregungsstadium**	*f. spastica*	oval mit spitzen Konturen	blaß (Vasokonstriktion)	hyperton gestrafft, kontrahiert, nicht abhebbar, nicht verschiebbar	1	Cutis anserina, Kontraktion der elastisch-muskulösen Elemente, Augen und Mund spastisch verengt, spitze Akren. Akute Intoxikation
II. **Erschlaffungsstadium**	*f. rotunda*	rundlich	oft „Milch und Blut" (Wangenröte mit peroraler Blässe)	leichte hypertone Erschlaffung mit Aufquellung, weich bis sulzig, etwas abheb- und verschiebbar	2 (3)	Quell- bis Rund- bis Vollmondgesicht **ohne Falten(!).** Gewebe wäßrig gequollen. Orangenhautphänomen, Gelosen
	f. plicata	rechteckig mit runden Kanten	oft livid bis zyanotisch (Vasodil.), auch hochrot, Teleangiektasien	starke hypotone Erschlaffung, substanzreiche dicke Falten, leicht abheb- und verschiebbar	2 oder 3	Bildung substanzreicher **Falten,** Doppelkinn, Fettpolster. Weichteile voll Ablagerungen, stark gelotisch und zellulitisch verändert, druckschmerzhaft
Biologischer Schnitt						
III. **Degenerationsstadium** oder	*f. A. I*	oval spitz	blaß, oft stellenweise livid, grau- bis gelbstichig	substanzverarmte dünne Haut, weit abziehbar, weit verschiebbar	2 schwach ausgeprägt reaktionsarm	Ähnlich der norm.! Ohne Falten, aber spitz, hohläugig, hohlwangig, dünnes Häutchen, ohne Ablagerungen, funktionsschwach, geringe Schwitzfähigkeit
Atrophie	*f. A. II*	— " —	— " — oft fahl, schmutziggrauer Farbton, braune Flecken	wie oben, Haut noch welker, kraftloser, dünner	— " —	Scharf eingekerbte **Striae** wie Ulcus facies, Vitalitäts- und Reaktionsmangel. Wenig Ablagerungen in der Haut, an Muskeln und Insertionen derbe Strangbildungen (bes. lange Rückenmuskeln!)
	f. A. III	oval bis rechteckig, Hautfalten vom Kinn zum Hals	— " — oft vergilbt verwittert, zyanotische Akren	pergamentartig, zerknittert, wie verwelkt, papierdünn oder lederartig gegerbt	4 reaktionslos	Hautfurchen längs und quer, mitunter einander in Rhombenform überschneidend. Äußerst vitalitäts- und funktionsarmes dünnes Häutchen. In Muskulatur vielfach Verhärtungen durch Stränge

Übersichtsschema der Hautstadien nach MAYR (Modifikation eines Schemas von Dr. med R. COLLIER)

4. Haar

Das Kopfhaar des Gesunden ist **seidig glänzend, elastisch, lebhaft gefärbt, anschmiegsam,** meist **leicht gewellt.** Der Zustand des Haares hängt ab vom Zustand der Säfte, welche die Haarpapillen und die Haaröl produzierenden Drüsen versorgen.

1. Schädigungsstadium des Haares (Haar 1):
Befinden sich in den Humores Schadstoffe, die toxisch reizend auf die Haaröldrüsen einwirken, dann tritt das **Exzitationsstadium** ein: Die erregten Drüsen produzieren zuviel und in seiner stofflichen Zusammensetzung minderwertiges Öl: dickflüssig, klebrig, die Haare fettig machend, so daß Staub- und Schmutzteile der Luft haftenbleiben. Zu häufiges Waschen reizt zusätzlich den Haarboden. Dieses Haar ist **fettig, klebrig, strähnig** und wird rasch **schmutzig.**

2. Schädigungsstadium des Haares (Haar 2):
Durch das **Lähmungsstadium** von Haarpapillen und Haardrüsen versiegt die Haarölproduktion, die Haarwurzeln versorgen das Haar unzureichend mit Aufbausubstanzen, es entsteht ein **trockenes, struppiges, sprödes, glanzloses, mattes** Haar **ohne Farbkraft** (Haar 2). Es besteht Schuppenbildung. Bei weiterhin anhaltender Schädigung bildet sich:

3. Schädigungsstadium des Haares (Haar 3):
Im **Degenerations-** oder **Atrophiestadium** ist das Haar viel dünner und kürzer, zeigt **aufgespaltene Spitzen, bricht ab** und **fällt leicht aus.** Nach Verlust kommt kein oder nur **lanugoartiges Haar** nach.

4. Schädigungsstadium des Haares (Haar 4):
Die Haarpapillen sind zugrunde gegangen, die restlichen Haare fallen aus, Kahlköpfigkeit tritt ein.

5. Nägel

Die Nägel des Gesunden sind **kräftig, elastisch, glatt, glänzend, gut gewölbt, rosa mit ausgeprägtem weißen Mond. Querverdickungen** der Nagelmasse sprechen für stattgefundene intensive Verunreinigung des Blutes mit Reizstoffen, welche ein **Exzitationsstadium** des Nagelfalzes mit Überproduktion verursacht haben.

Querverdünnungen wieder bedeuten temporäres toxisch bedingtes **Paralysestadium** mit Mangelproduktion des Nagelfalzes (Infekt, akute Intoxikation usw.).

Längsrillen und -riffelungen bedeuten wieder, daß **Teile** des Falzes degeneriert sind und substanzvermindert produzieren (beginnende Atrophie). Atrophische Nägel sind stellenweise oder zur Gänze verdünnt, brüchig und reißen leicht ein.

Anämische Nagelzonen sind weiße Felder inmitten normal gefärbter Nägel, die bei Strecken der Finger auftreten. Der beim Strekken entstehende geringe Druck löst hier bereits lokalen Kapillarspasmus aus. Ursache: **Erregungszustand** der Gefäßnerven des Nagelbettes.

Livide bis zyanotische Nägel bedeuten Kapillardilatation mit Sauerstoffmangel und Kohlensäure-Überladung, bedingt durch **Lähmungszustand** der lokalen Gefäßnerven oder kardiale bzw. pulmonale **Dekompensation.**

In leichten Graden zeigt sich geringfügige **Lividtönung der Nägel** und **des Mondes.** Sehr häufig!

Weiße Flecke oder Punkte im Nagel entstehen durch Hohlraumbildung („Luft") bei gestörtem Nagelwachstum, häufig bei Jugendlichen!

Auf die klinisch allgemein bekannten Nagelveränderungen von Trommelschläger- bis Suppenlöffelnägeln soll hier nicht eingegangen werden.

Lehrreich ist die Beobachtung der eigenen Nägel auf anämische Zonen oder Lividfärbung. Oft genügt eine kleine Belastung, ein Mehr an Streß, Nikotin, Alkohol etc. um diese Symptome zu verschlechtern; oder eine Wanderung (Sauerstoff-Anreicherung), um sie zu beseitigen.

6. Skleren

Leichtes Abziehen des Unterlides mit dem Zeigefinger macht die Lederhaut des Auges inspizierbar. Sie sollte eine kräftige rein **weiße** Farbe besitzen. Die häufigste Farbabweichung entsteht durch Ablagerung von Gallenfarbstoff: Subikterus (S. I.).

Nach der Einteilung in 4 Untergrade bedeuten:
S. I./1 = sehr geringfügiger Gelbstich der Sklera,
S. I./2 = leichter Gelbstich der Sklera,
S. I./3 = deutlicher Gelbstich der Sklera,
S. I./4 = ausgeprägter Subikterus, Übergang zu Ikterus.

Aus dem Untergrad des S. I. läßt sich ein Hinweis auf Leberbelastung gewinnen, obzwar die Untersuchung des Serumbilirubinspiegels meist noch bei S. I./3 normale bis Grenzwerte (Durchschnittsnorm!) aufzeigt.

7. Konjunktiven

Mit Begutachtung der Skleren werden auch die Konjunktiven betrachtet. **Blässe** weist auf Anämie hin. **Hochrote** bis **düsterrote** Verfärbung sind Zeichen der Entzündung. Hier ist an **äußere** Ursachen zu denken: Unpassende Brillen, Haftschalen, Fernsehen, Autofahren, Fremdstoffe, Zigarettenrauch usw., aber auch an die häufigeren **inneren** Ursachen: schadstoffhaltige Humores, deren Reizstoffe mit der Tränenflüssigkeit ausgeschieden werden und die Konjunktiven irritieren. Die Tränenflüssigkeit dient dem Organismus als sogenanntes **Notventil,** d. h. zur Ausschwemmung von Krankheitsstoffen.

Die sogenannte **„Tränenstraße"**, ein bräunlich verfärbter Hautstreifen, von den Außenwinkeln der Augen nach seitwärts zu, entsteht ebenfalls durch eine schadstoffreiche, während des Schlafes austretende und über die Augenränder abfließende Tränenflüssigkeit. Ihre Giftstoffe greifen die Haut an und rufen lokale bräunliche Verfärbung hervor. Die Tränenstraße findet sich an jener Seite ausgeprägter, auf der der Patient mehr zu schlafen pflegt. Selbstkontrolle mit Spiegel empfohlen!

Die Intensität der Konjunktivitis kann in Unterstufen eingeteilt werden: „Konj. 1—4".

8. Mund

Zeigen Lippen und Mundschleimhaut statt kräftiger heller Rotfärbung **Blässe,** so spricht dies für Vasokonstriktion oder Anämie. **Livid- bis Blaurotfärbung** bedeutet Sauerstoffmangel und **Kohlen-**

säureüberladung. Die unterschiedlichen Graduierungen von zarter Lividtönung bis ausgeprägter Zyanose können vereinfacht als Unterstufen „Livid 1—4" registriert werden.

9. Zunge

Die normale Zunge ist **klein,** gleichmäßig **rosarot,** in der Farbe des Blutes, **feuchtglänzend** und **ohne Belag.** Auffallend **feuchttriefende** Zunge kommt vor bei übermäßigem Speichelfluß, d. h. **Erregungsstadium** der Speicheldrüsen.

Dieser wird entweder von **außen** durch drüsenreizende Substanzen in der Nahrung, wie scharfe Gewürze, verursacht oder stammt von **innen** (toxisch).

Trockene Zunge spricht für **Lähmungsstadium** der Speicheldrüsen.

„Staubtrockene", dick belegte Zunge tritt bei **akuten** Prozessen, besonders im Abdominalbereich, als Zeichen akuter Giftüberflutung der Säfte auf: bei akuten schweren Entzündungsprozessen, Nahrungsmittel- und sonstigen Intoxikationen, akuten Infekten mit Intestinalbeteiligung. **Je trockener die Zunge, je stärker der Belag, desto schwerer der Vergiftungszustand!**

Dicker, weißer bis weiß-gelblicher Belag ohne Trockenheit findet sich bei ausgeprägter Säfteverunreinigung, besonders bei Nikotin- und Drogenabusus und schwereren meist chronischen Magen- und Verdauungsleiden.

Vergrößerte, gequollene, mit Zahneindrücken versehene Zunge bedeutet Quellungszustand bis Ödem der Zunge.

Landkartenzunge dürfte mit bestimmten Leberbelastungen zusammenhängen. Die Landkarte bildet sich bei MAYR-Kuren parallel zur Leberverbesserung zurück, um schließlich ganz zu verschwinden.

Säurezunge wird eine hochrote, tief zerklüftete Zunge ohne Belag bezeichnet.

Aufgrund ihrer Hinweise, welche die Zunge über den Zustand der Humores **und** des Magen-Darmtraktes zu geben vermag, haben die Alten die Zunge als *„Spiegel des Blutes"* und als *„Spiegel des Magens"* bezeichnet.

Zur Registrierung des Zungenzustandes genügt die Beschränkung auf das auffallendste Symptom; z. B. Belag 1—4.

10. Foetores

Krankheit ist Gestank, Gesundheit ist Wohlgeruch.
Spruch aus der Volksmedizin

Unangenehme Körpergerüche, Ausdünstungen usw. geben dem Untersucher Hinweise auf abnorme Verhältnisse.

1. Foetor ex ore

Übler Mundgeruch kann von krankhaften Vorgängen in der **Mundhöhle** herrühren, von Alveolarpyorrhö, Stomatitis, Tonsillitis, schadhaften Zähnen usw. Er kann von **Lungen-** oder **Bronchialprozessen,** wie Bronchiektasien erzeugt werden; oder er stammt — was am häufigsten der Fall ist — von **Zersetzungsvorgängen im Magen-Darmkanal.** Bei letzteren gelangen Giftstoffe über die Blutbahn in die Lungen und von da — soweit sie gasförmiger Natur sind — mit der Ausatmungsluft nach außen. Besonders im nüchternen Zustand, des Morgens, weist der Foetor ex ore häufig die Charakteristika des Sterkoralgeruches von Senkgruben auf. Dementsprechend sagt F. X. MAYR:

„Die Verpestung des Atems eines Menschen wächst mit der Verunreinigung seines Blutes."

Dieser **„Verdauungsfoetor"** läßt sich deutlich vom **„Urämiefoetor"** abgrenzen, der sich bei insuffizienter Nierenleistung, Präurämie und Urämie durch scharfen ammoniakalisch-latrinenartigen Charakter zu erkennen gibt.

2. Foetor sudoris

Wohl dem, dessen Haut leistungsfähig ist und die giftigen Produkte des Stoffwechsels noch auszuschwitzen vermag!
F. X. MAYR

Übler Schweißgeruch ist beim Gesunden nicht anzutreffen, da jeder Foetor nur durch abnorme zur Ausscheidung gelangende Stoffe erzeugt wird. Die Haut, wegen ihrer exkretorischen Fähigkeiten auch als 3. Niere bezeichnet, übernimmt aus den Humores Schadstoffe. Bei höheren Konzentrationen derselben entstehen übler Haut- und Körpergeruch, Hautausdünstungen, aufdringliche Schweißgerüche, die je nach Art der ausgeschiedenen Stoffe säuerlich, ranzig, sterkoral, stechend bis ammoniakalisch riechen. Ihr Auftreten verrät stets starke Schadstoffbelastung. Deutlich treten solche Foetores in den schweißdrüsenreichen Regionen, axillar, zirkumgenital oder unter Hängebrüsten, Bauchfalten und dergleichen auf. Der Zustand eines Patienten mit massivem Foetor sudoris ist aber grundsätzlich günstiger zu beurteilen, als der eines geruchlosen Kranken im Zustand der Haut-Atrophie. Letzterer ist nur deshalb geruchlos, da seine Haut schon zu geschädigt ist, um Giftstoffe ausscheiden zu können. Der Foetor sudoris ist als dringende Indikation für eine Entgiftungsbehandlung anzusehen.

Die Foetores schwinden nach Reinigungskuren ganz oder verlieren zumindest ihre Penetranz.

Geruchs-Prüfgriff: Bei der Untersuchung in Bauchlage zwecks Prüfung des Zustandes der Weichteile des Rückens durch Rollgriff entsteht bei Verquellung, Verschlackung ein Schmerzempfinden. Dabei strömt dem Untersucher von der geprüften Stelle ein Haut- und Schweißgeruch entgegen. Je penetranter der Geruch, desto dringender eine Reinigungsbehandlung!

3. Foetor faecalis

Der Geruch des normalen Stuhles ist gering, nur unmittelbar nach der Entleerung merklich stuhlartig, nach Skatol. Die Geringfügigkeit des Geruches wird durch die feste glatte Oberfläche des normalen Stuhles verursacht, die ein Entweichen der in geringen Mengen vorhandenen flüchtigen Stoffe weitgehend verhindert.

Faulig-aashaft riecht der Stuhl bei Darmfäulnis.

Sauer, wie nach Maische, bei Gärungsvorgängen im Darm;

Ranzig, nach Fettsäuren oder geschmolzener Butter bei gestörter Fettverdauung, Pankreasschäden.

Fade, schleimartig ist der Stuhl bei chronischer Durchfallneigung, Enterokolitis mit reichlichem Schleimabgang.

4. Foetor urinosus

Gelangen aus einem kranken Verdauungsapparat Giftstoffe in die Blut- und Lymphbahn, dann sind in erster Linie die Nieren zu ihrer Ausscheidung berufen.

Maischeartiger, oft ähnlich den Gärungsstühlen säuerlich riechender Harn entsteht bei Gärungsprozessen im Darm. **Gärungsgifte wirken harntreibend und erzeugen lichten, farbschwachen bis was-**

serartig farblosen Urin. Dieser kann geruchsarm sein oder bis intensiv säuerlich riechen. **Dumpf-faulig** riechender Harn, der relativ dunkel gefärbt ist und beim Stehen nachdunkelt, enthält meist reichlich Indikan und Alkapton. Er findet sich bei **Fäulnisprozessen** im Darm.

Stechender ammoniakalischer Geruch, sowie jene Gerüche, die im Volksmund unter dem Begriff der „Schärfe" trefflich gekennzeichnet sind, bedeuten abnorme Konzentration von Giftstoffen im Harn.

5. Foetor menstruationis

Bei der gesunden Frau geht der Selbstreinigungsvorgang der als Brutstätte unbenützten Gebärmutter fast geruchlos vor sich. Es wird lediglich gesundes Gewebe mit Blut ausgeschwemmt. Bei schlechtem Säftezustand dienen die Menses gleichzeitig als *Notventil* zur allgemeinen Blutreinigung. Dabei auftretende üble Gerüche beweisen Abgang von Schadstoffen. Die bei vielen Frauen der Periode vorangehenden abnormen Gemützustände, Verstimmungen, Gereiztheit, Unverträglichkeit, Weinerlichkeit, die nach den Menses völlig verschwinden, sind oft nur Auswirkungen eines vor den Menses besonders hohen Toxinspiegels der Säfte. Auch nach Darmreinigungskuren bilden sich die meisten prämenstruellen psychischen Alterationen (sich „giften" durch Vergiftung!) zurück, die Menses werden geruchsärmer bis geruchslos.

6. Foetor vaginalis

Der üble Scheidengeruch kann eine Folge lokaler Erkrankungsprozesse oder Infektionen (Trichomonaden etc.) darstellen. **Der scharfe, üble, oft faulige Geruch** des Fluor vaginalis zeigt hohen Gehalt an Krankheitsstoffen an. In der Mehrzahl aller Fälle ist der Fluor vaginalis auch ein Notventil bei schlechtem Säftezustand. Daher können Fluor und Foetor vaginalis häufig allein durch generelle Reinigungsbehandlung des Organismus beseitigt werden.

Die 6 Succussionen

Succussionen sind „einfache, schnelldiagnostische Verfahren", d. h. sie liefern auf einfachste Art in kurzer Zeit einen Hinweis, ob im untersuchten Bereich, im Augenblick, abnorme Vorgänge vorliegen oder nicht *). Die Methode beruht auf dem Prinzip der Auslösung einer unangenehmen Empfindung bis zum Schmerz durch ein normalerweise nicht unangenehmes leichtes Beklopfen eines Organbereiches. Die Succussio (Erschütterung) spricht im positiven Fall für Reizzustand oder Entzündungsvorgang im geprüften Bereich. Je akuter ein Prozeß, desto intensiver die Reaktion. Wir unterscheiden:

1. Succussio hepatica (Succ. h.)
2. Succussio flexurae coli sinistrae (Succ. sin.)
3. Succussio urinaria (Succ. u.)
4. Succussio enterica (Succ. e.)
5. Succussio gastrica (Succ. g.)
6. Succussio renalis (Succ. ren.)

1. Die Succussio hepatica (Succ. h.)

Diese ist grundsätzlich nichts Neues. Sie wird auch heute noch vielfach als Kriterium akuter Leberprozesse gelehrt. In ihrer hier darzustellenden Modifikation zeigt sie folgende Unterschiede:

1. Während bisher nur der direkte Klopfschlag auf die laterale Lebergegend angewendet wurde, beklopfen wir zunächst die entsprechende Region an der linken Thoraxseite als Entsprechungsstelle. Damit ist die Vergleichsmöglichkeit zwischen beiden Seiten gegeben. (Gleichzeitig wird so auch schon die Succ. sin. geprüft, siehe später!).

2. Während bisher ein vergleichsmäßig viel kräftigerer Schlag (mit halboffener Faust) angewendet wurde, gehen wir zunächst viel zarter vor, und steigern nur, falls keine Reaktion erfolgt, noch in 2 weiteren Klopfintensitäten.

3. Während bisher nur lebhafte Schmerzäußerung als positives Kriterium gewertet wurde, registrieren wir jede, auch geringgradig abnorme Reaktion: spontanes Zucken der Augen (wichtigste Reaktion bei geringer Schmerzempfindung!), Ausweich- oder Abwehrbewegung sowie jede auch nur mäßige dumpf-unangenehme (= abnorme!) Organempfindung des Patienten. Diese subtile Reaktionsbeobachtung läßt entsprechend subtilere Veränderungen als bisher feststellen.

*) Die 6 Succussionen sind kein Bestandteil der MAYR-Diagnostik. Sie wurden jedoch aus ihr in der vorliegenden Form entwickelt und nach langjähriger Bewährung in den Kursplan der Ärzte-Ausbildungslehrgänge für Diagnostik und Therapie nach F. X. MAYR als Zusatzmethode eingeführt. Literatur: RAUCH, E.: Einfache Schnelldiagnostik von Magen-, Leber- und Dünndarmschäden. Erfahrungsheilkunde H. 10/1969, Karl F. Haug Verlag GmbH, Heidelberg.

4. Während bisher die zu beklopfende Region als rechte laterale Thoraxseite angegeben wurde, zielen wir dort genau auf die reaktionsreichste Leberstelle des Thorax: auf das Maximum des Leberbuckels!

Grundsätzlich gilt: Bei gesunder Leber zeigen sich keine Reaktionen (= Succ. h. ∅). Der Patient verspürt nichts anderes als bei gleich starkem Beklopfen jeder anderen gesunden Thoraxstelle. Tritt jedoch schon bei den ersten (zarten) Beklopfungen spontane Ausweichbewegung, deutliche Schmerzäußerung oder dgl. auf, so spricht dies für ausgeprägten Reiz- oder Entzündungszustand (m = Succ. h. 4). Kommt lediglich ein kleines schmerzbedingtes Augenzucken zustande oder gibt der Patient nur leicht unangenehmes Empfinden an, so spricht dies für weniger ausgeprägte entzündliche Verhältnisse (= Succ. h. 3). Bei fehlender Reaktion folgt eine 2. Serie von 3—4 etwas kräftigeren Beklopfungen, deren positives Ergebnis als Succ. h. 2 registriert wird. Wenn auch dies negativ verblieben ist, bekommt die letzte Succussion etwa jene Stärke, wie sie bisher gelehrt wurde (Succ. h. 1).

Die Intensität der ersten Klopfserie richtet sich nach der **Konstitution** des Patienten. Beim zarten Leptosomen ist entsprechend zarter vorzugehen als etwa beim Pykniker. Fehlen objektiv erkennbare Reaktionen des Patienten, ist seine Empfindungsangabe wichtig. Dabei darf man nie nach Schmerzen fragen oder: „Tut dies weh?", weil der Patient oft übertreibt oder meint, er müsse zeigen, daß er nicht wehleidig sei, anderenteils, weil zartes Klopfen selten typische Schmerzempfindung verursacht. Die zarte positive Succ. h. erzeugt meist eine leicht unangenehme Erschütterung, ein unbehagliches Organempfinden, das sogleich wieder schwindet.

Befragung:

Nach der ersten Klopfserie (3mal links, dann rechts, gleich zart) frage man (wenn keine Reaktionen zu beobachten waren): „Verspüren Sie einen **Unterschied** zwischen links und rechts?" und falls der Patient verneint: „Ich klopfe nochmals, wo ist es Ihnen lieber, links oder rechts?"

Ist kein Unterschied oder sonstige Reaktion feststellbar, folgt stärkeres, bei nochmaligem Fehlen von Reaktion, noch stärkeres Beklopfen. Die bereits selten anzutreffende negative Succ. h. spricht für besonders guten Leberzustand.

Ausnahme:

Bei schwersten Lebererkrankungen, fortgeschrittenem bindegewebigen Umbau, Zirrhose, wenn die Leber zu keiner Schmerzreaktion mehr fähig ist, bleibt die Succ. h. negativ.

Nebenreaktion:

Die Succ. h. verursacht mitunter unangenehmes bis schmerzhaftes Empfinden in anderen Regionen, z. B. im Gallen-, Magen- oder Darmbereich. Es weist auf ausgeprägtere entzündliche Prozesse in diesen Gegenden hin.

Selbstversuch:

Der Leser beklopfe seine linke und hernach seine rechte Thoraxseite an gegenüberliegender Stelle mit leicht geschlossener Faust. Erst dreimal links zart klopfen, dann rechts; danach in zwei kräftigeren Intensitäten. Möglicherweise wird er das spezifische Organgefühl der positiven Succussio an sich feststellen: Hinweis für Leberbelastung bzw. -schaden im Sinne F. X. MAYRs. Dies kann natürlich auch ein Leberschaden mit entsprechenden pathologischen Laborwerten sein, muß aber nicht! Auf jeden Fall ist auf eine solche Leber zu achten!

2. Die Succussio flexurae coli lienalis (Succ. sin.)

Diese wird in einem Arbeitsgang mit der Succ. h. durchgeführt, und erfolgt durch die besprochenen 1—2—3 Klopfserien, wobei aber hier die Reaktionen an der linken Thoraxseite gewertet werden. Die Succ. sin. fällt nur bei akuten kolitischen Prozessen der linken Dickdarmecke bzw. dort befindlichen Ulzerationen positiv aus. Die Succ. sin. fällt viel seltener positiv aus als die Succ. h.

3. Die Succussio urinaria (Succ. u.)

Sie gilt als Hinweis für entzündliche Vorgänge im Bereich der Harnblase oder — bei Frauen — auch des gynäkologischen Bereiches. Eine Wertung ist nur bei leerer oder zumindest nicht voller Blase möglich. Die Succ. u. wird mittels Direktperkussion, d. h. durch direktes Beklopfen mit den Fingerspitzen, beginnend von der Symphysengegend an, und von da an aufwärts, in der Mittellinie, in 4 Klopfintensitäten durchgeführt. Man geht dabei bis zum Prozessus xyphoideus aufwärts, wobei im selben Untersuchungsgang auch die Succ. e. und die Succ. g. geprüft wird. Der für die Succ. u. zu wertende Bereich befindet sich ganz knapp oberhalb der Symphyse. Die häufigsten positiven

Reaktionen reichen von Empfinden eines Harndranges (trotz leerer Blase!) bis zur Schmerzäußerung oder Ausweichbewegung.

4. Die Succussio enterica (Succ. e.)

Diese zeigt entzündliche Vorgänge im Bereiche des Dünndarmes an. Geringfügige partielle Entzündungen werden damit nicht immer erfaßt, da sich die entzündlich spastischen Darmabschnitte zum Selbstschutz an die dorsale Bauchbegrenzung zum Mesenterium hin retrahieren und sich hinter den weniger geschädigten Darmanteilen, welche an der Oberfläche bauchdeckennahe verbleiben, verstecken. Es werden daher die hypo- bis atonischen Enteropathien, welche den schlaffen Kotbauch verursachen, und welche häufig mit Pankreato- und Cholezystopathien einhergehen, oft nur dann eine positive Succ. e. aufweisen, wenn bereits in größeren Bereichen entzündliche Veränderungen vorhanden sind. **Die Succ. e. fällt bei entzündlichen Kahn-, Kot- und Gaskotbäuchen immer deutlich positiv aus.** Die Succ. e. geht oberhalb des Nabels über in

5. Die Succussio gastrica (Succ. g.)

Diese weist auf Entzündungen im Magenbereich (Gastritis, Begleitgastritis, Ulkus) hin. Schon die Abwehrspannung, die beim Perkutieren der Magenregion deutlich erfühlt wird, läßt auf abnorme Verhältnisse schließen. Subjektiv tritt charakteristisches Organgefühl, Schmerz, Magendrücken auf. Außerdem erkennt man die Gastroptose, den Senk- oder elongierten Hakenmagen durch Plätschergeräusch („Plätschermagen").

Die Succ. g. wird bei der ersten Perkussionsserie besonders zart durchgeführt (cave ulcus!) und darf bei positiver Reaktion nicht verstärkt wiederholt werden. Bei negativem Ausfall kann getrost die 2. und bei Bedarf die 3. Intensität nachfolgen. Am gesunden Magen, der ja vorwiegend ein kräftiger Muskelschlauch ist, verspürt man die starke Succ. g. etwa so wie gleichstarkes Beklopfen des Bizeps: nicht unangenehm. Bei der heutigen stark verbreiteten Magenschädigung soll es nicht wundern, daß ein hoher Prozentsatz der Patienten eine positive Succ. g. zeigt.

6. Die Succussio renalis (Succ. r.)

Die Succussio renalis wird mit der lateralen Kante der gestreckten Hand („wie Karate") am liegenden Patienten, genau in der Region des unteren Nierenpols rechts und links in den beschriebenen Intensitäten geprüft: (Succ. r. 1—4, 1—4). Die erste Wertung betrifft die rechte, die zweite die linke Nierenregion.

Demonstrare ad dolores:

Es ist außerordentlich schwer, die Menschen zu überzeugen, daß ein Übel ein Übel ist.

Bernhard SHAW

Bei uneinsichtigen Patienten fördern die Succussionen die Einsichtsbereitschaft. Man führt eine positive Succ. noch „um einen Zahn" stärker aus, so daß Schmerzgefühl auftritt. Der Patient verspürt dadurch, daß in diesem Bereich etwas nicht stimmt, denn ein jeder begreift, daß **bei gesunden Stellen der Schmerz fehlt und bei schmerzenden Stellen die Gesundheit.** Dies macht auch schwierige Patienten bereit, die ärztlichen Verordnungen, auch strenge Diätmaßnahmen, einzuhalten. Zur verstärkten Anwendung der Succussionen darf man sagen: Wer dem Arzt nicht glauben will, es aber zu seinem Wohle braucht, soll **fühlen!** — Letztlich wird er dankbar sein!

Der Untersuchungsgang nach F. X. MAYR
(detaillierter Ablauf)

Müsset im Naturbetrachten
Immer eins wie alles achten.
Nichts ist drinnen, nichts ist draußen,
Denn was innen, das ist außen.
GOETHE

Die Darstellung des detaillierten Ablaufes dient zur Ergänzung des Übersichtskapitels über den Untersuchungsgang, Seite 28. Während es zur Einarbeitung in die Methode wertvoll ist, sämtliche angegebenen Kriterien zu prüfen und zu notieren, genügt es dem Geübten, die wichtigsten Maße abzunehmen und die hervorstechendsten Merkmale zu registrieren. Besonders wichtige Kriterien sind mit * versehen.

I. Beurteilung der humoraldiagnostischen Kriterien

1. Farbe der Haut *	normal: Rosa
2. Oberfläche bzw. Dermographismus	normal: weich, glatt, Dermo ∅
3. Tonus des Gesichtes *	normal: Facies normalis
4. Kopfhaar	normal: glänzend, dicht, farbkräftig
5. Nägel	normal: kräftig, elastisch, glatt
6. Skleren *	normal: Reinweiß
7. Konjunktiven	normal: Rosarot
8. Mund	normal: Rosarot
9. Zunge	normal: Rosarot, feucht, ohne Belag
10. Foetores	normal: keine

II. Maßabnahme im Stehen

1. Halslänge HL v/d	normal: ventral 4, dorsal 4 Qfg.
2. Schulterblattabstand SA	normal: 3 Qfg.
3. Falten F	normal: ∅
4. Brustkorbform * BKF	normal: Normalthorax
5. Bauchform * BF	normal: Normalbauch
6. Haltung * H	normal: Normalhaltung
7. Brustumfang Brustu.	a) subaxillär in cm
	b) Thoraxmaximalbreite in cm

8. Bauchumfang Bauchu.	a) Taille (Minimalumfang in cm) b) größter Umfang (Maximalumfang in cm).
9. Größenfeststellung in cm	
10. Gewichtfeststellung in kg *	

III. Untersuchung im Liegen

Mit Inspektion, Perkussion, Auskultation, Blutdruckmessung nach klinischer Vorgangsweise. Es folgen nach MAYR:

Perkussion Zwerchfell-Mittellage rechts *	normal: 6. Rippe
Perkussion der Magenblase *	normal: 3 Qfg., weich
Palpation der Bauchdecken *	normal: (= keine Défensen)
Palpation der Leber *	normal: weich bis Rippenbogen
Palpation der Galle *	normal: nicht palpabel
Palpation Jejunum u. Ileum *	normal: sehr weich
Palpation Kolonverlauf, ascendens, descendens *	normal: umgreifbar von 6—6 Uhr
Palpation Buckel, Eindrückbarkeit des Thorax *	normal: weich elast., ohne Buckel
(Thoraxpalpation erst nach der Bauchuntersuchung, weil sie auf die Bauchverhältnisse ändernd wirken kann.)	

IV. Maßabnahme im Liegen

1. Brustbeinhöhe * BBH	normal: ∅
2. Mamma-Dreieck △	normal: relatives Maß
3. Bauchmaß * BM	normal: 0/0
4. oder Großbauchmaß GBM	normal: relat. Maß
5. epig. Winkel * WI	normal: 30°
6. Dist. Ileocost. min. DICM	normal: 1/1
7. Nabelmaß * NM	normal: 2/2
8. Dünndarmmaß * DDM	normal: 4/4
9. Lordose LO	normal: ∅
10. Succussionen *	normal: keine

Darauf hin wird der Rücken untersucht mit Begutachtung von Haut, Muskulatur, Reflexzonen, Verquellungs- und Verschlackungszeichen sowie von WS- und Nierenregion und dem Zustand der Extremitäten.

Vordruck-Schema für MAYR-Diagnostik

Name Vorname geb.

Datum							
Farbe Oberfl. Facies Haar Nägel				Sklera Konj. Mund Zunge Fötor			
HL v/d SA Falten BKF Bauchf.				Haltung Brustu. Bauchu. Größe Gewicht			
Percuss. Auskult. RR Buckel				Palpat. Leber Galle Jej. Ileum asc. desc. Geweb.			
BBH △ BM/GBM Winkel DICM				NM DDM LO Succ.			
Sonstiges							

MAYR-Diagnostik-Gesamtübersicht

	I. Humoraldiagnostik	Beispiel
1. Farbe	rosa/blaß/bläul./grau/gelb/grün/bräunl.	Gelbstich
2. Oberfl.	rauh / Dermo 1—4/Eccem . . .	Dermo 3
3. Facies	norm./spast./rot. 1—4 / plic. 1—4 / A. I—III 1—4	A.I 2—3
4. Haar	Schädigungsstadien 1—4	Haar 2
5. Nägel	Längsriff., anäm Zonen, livid 1—4	livid 2
6. Sklera	Subikterus 1—4	SI 2
7. Konj.	Konjunktivitis 1—4, Tränenstraße	Konj. 2
8. Mund	blaß, livid 1—4	livid 2—3
9. Zunge	Belag 1—4, Landkarte, trocken	Belag 2—3
10. Foetor	ex ore, Sudor, menstr.	∅

	II. Maße im Stehen	
1. Halsl. v/d	Norm 4/4	4/3
2. Schulterabst.	Norm 2—3 seitengleich	5 Qfg.
3. Falten	Norm 0/0	2/1
4. BKF	Norm/Birne/Schelle/Glocke/paral.	Schelle
5. Bauchform	Norm/schief/Kahn/Gas/Kot schlaff Kot entz./Gaskotbauch	 entz. Kotb.
6. Haltung	Norm/Anlauf/Habtacht/Ente/läss. Großtr./Sämann	Ente
7. Brustumf.	subaxill . . . cm/ Max.breite . . . cm	. . . cm/. . . cm
8. Bauchumf.	Taille . . . cm/ Max.umfang . . . cm	. . . cm/. . . cm
9. Größe	. . . cm	. . . cm
10. Gewicht	. . . kg	. . . kg

	III. Untersuchung im Liegen	
1. Perkuss.	Zwerchf. re Norm 6. Rippe	4. Rp.
Cor	Norm MCL li, Mitte Sternum	li 1 Qfg.
Magen	Norm Magenblase 3 Qfg. weich	5 metall.
Bauch	Norm Schenkelschall	meteor.
2. Auskultat.	Pulmo Cor RR	
3. Palpation	Norm ⊙ keine Défense	$^{3}{}_{3}⊙^{2}$
Leber	Norm weich bis Ribo	2 Qfg., hart
Galle	nicht palp., keine Défense	nicht palp.
Jejun.	Norm sehr weich (ansonst 1—4)	3
Ileum	Norm sehr weich (ansonst 1—4)	3
Ascend.	Norm umgreifbar von $6—6^h$	$3—9^h$
Descend.	Norm umgreifbar von $6—6^h$	$3—9^h$
Gewebe	Norm weich elast. (ansonst Gelosen etc.)	Stränge
4. Buckel	Norm/Leber/Li. Fl/Magen/Duod./Galle/Querd.	Lb., Galle

IV. Maße im Liegen		
1. Brustbeinhöhe BBH	Norm 0 Qfg.	5 Qfg.
2. Mamma-Dreieck △	Norm relatives Maß	14—13—15
3. Bauchmaß BM	Norm 0/0	5/5
4. oder Großbauchmaß GBM	relatives Maß	10
5. Winkel	Norm 30°	110°
6. Dist. ileocost. DICM	Norm 1/1	2/2
7. Nabelmaß NM	Norm 2/2	5/6
8. Dünndarmmaß DDM	Norm 4/4	1/1
9. Lordose LO	Norm ∅	∅
10. Succussio Succ.	Norm ∅	
	Sin/hep/u/ent/gastr/ren (1—4)	hep 3 ent 3

ANHANG

Diagnostik und Therapie nach F. X. MAYR aus der Sicht 25jähriger praktischer Erfahrung *)

Für uns, die wir von der „Schulmedizin" herkommen, ist es immer wieder lehrreich und heilsam, wenn wir erfahren, daß auch außerhalb unseres von der Universität sanktionierten Gartenzaunes nicht nur Unkraut wächst ... Die Anwendung des Fingerhutes verdanken wir einem alten Kräuterweib, die Behandlung mit Wasser dem Schäfer PRIESSNITZ und dem Pfarrer KNEIPP. Nicht wenig „heilsames" Wissen stammt von „Außenseitern" aus unserem eigenen Lager, die sich sozusagen jenseits des Gartenzaunes angesiedelt haben, z. B. Siegmund FREUD, Ferdinand und Walter HUNEKE, BIRCHER-BENNER ...

Prof. KIBLER

Eine Reihe, die sich noch mit PARACELSUS, SEMMELWEIS und anderen Großen ergänzen ließe. Grundlegende Neuerungen werden eben überall, auch in der Heilkunde, zunächst ignoriert; später verlacht, bekämpft und dann bewundert und anerkannt. Der große VIRCHOW rügte dementsprechend seinen Kollegen SCHLEICH: „*Sie müssen sich das Lachen gegenüber Ihnen Neuem gänzlich abgewöhnen! Es ist das Dümmste, was man machen kann!*" Leider blieb dieser Ausspruch weitgehend unbekannt. Auch dem Verfasser dieser Schrift war er fremd, als er vor 26 Jahren, als frisch promovierter Arzt, ein Buch von F. X. MAYR in die Hand bekam. Hier fand er Fremdartiges in einer ihm unwissenschaftlich erscheinenden Ausdrucksform. Daher bemühte er sich nicht um den Kern der Sache, sondern machte sich darüber lustig. Später erfuhr er von einer Bekannten, die trotz kardialer Dekompensation sämtliche Medikamente abgesetzt und bei diesem Dr. MAYR eine ambulante „Milch-Semmel-Kur" begonnen hätte. Der Verfasser warnte sie vor solch unverantwortlichem Leichtsinn. Jedoch vergebens! Aber nach 2 Monaten traf er die Dame wieder

*) Umgearbeitet nach einem Vortrag in der Gesellschaft der Ärzte für Erfahrungsheilkunde in Baden-Baden, anläßlich des 100. Geburtstages von F. X. MAYR am 28. 11. 75.

und sie war wie verwandelt: ohne Stock, ohne den sie früher nicht gehen konnte, ohne Kurzatmigkeit, ohne Zyanose, ohne Ödeme, schlank, jünger und gesünder aussehend. Angeblich benötigte sie auch weiterhin keine Medikamente. Damals erhielt der Glaube des Verfassers an die auf allen therapeutischen Gebieten unumschränkte Überlegenheit der klinischen Medizin sein erstes Fragezeichen. Staunend nahm er zur Kenntnis, daß, wie KIBLER formuliert, „auch außerhalb unseres von der Universität sanktionierten Gartenzaunes nicht nur Unkraut wächst". Aber schließlich erklärte er sich den Erfolg durch Gewichtsabnahme und deren Auswirkungen. Hatte schon der treffliche DIOGENES gesagt:

> *„Wie die Ratten die gefülltesten Speicher heimsuchen, so die Krankheiten und Komplikationen die überfütterten Menschen."*

Offensichtlich verstand es der „Diät-MAYR" gut, die überfüllten Speicher zu leeren und die „Ratten" auszuhungern. Aber schon begegnete dem Verfasser ein zweiter Casus, für den diese Erklärung nicht stichhaltig war:

Eine 28jährige Spitalsärztin war wegen ständiger Oberbauchschmerzen und 15 kg Gewichtsverlust dienstunfähig geworden. Sie stand 1/2 Jahr in ständiger klinischer Untersuchung und Behandlung. Aus Verzweiflung über die Erfolglosigkeit aller bisherigen Therapie führte auch sie eine MAYR-Kur durch. Diese Patientin war aber nicht adipös sondern, im Gegenteil, stark untergewichtig. Schon nach wenigen Wochen Reinigungskur war sie beschwerdefrei, nahm an Gewicht zu und gewann volle Berufs- und Leistungsfähigkeit wieder zurück.

Beide Fälle, sozusagen der dicke und der dünne, die sehr skeptischkritisch beobachtet wurden, standen schließlich an der Wiege einer inneren Auseinandersetzung im Verfasser, die sich zwischen der bewunderten klinischen Medizin einerseits und der außerklinischen Methode F. X. MAYRs andererseits abspielte. Dabei ging es allerdings — und geht es auch heute noch — nicht um ein: **entweder — oder,** sondern um ein: **sowohl — als auch,** d. h. **um die Klarstellung, in welchem Falle, bei welcher Indikation, dieser oder jener Methode zum größeren Wohl des Patienten der Vorrang einzuräumen ist.** Um diese Klarheit zu gewinnen, benötigte der Verfasser die 5 Jahre seiner Tätigkeit als Spitalsarzt in verschiedenen Krankenhäusern und Kliniken.

Er ging so vor, daß er jenen Spitalspatienten, die trotz stationärer Therapie keine deutliche Zustandsverbesserung erzielt hatten, die aber möglicherweise auf die MAYR-Behandlung erfolgreich ansprechen könnten, an ihrem Entlassungstag den Rat gab, anstatt verzweifelt zu sein, noch den Versuch mit einer Diätkur nach MAYR zu machen. So wurden im Laufe der Jahre eine stattliche Anzahl intern erkrankter Patienten, später gynäkologische, urologische, dermatologische, pädiatrische und schließlich chirurgische Fälle der ärztlich geleiteten MAYR-Behandlung zugeführt. Bei den chirurgischen Fällen ging es vorwiegend um Verhütung von vorgesehenen Operationen, die dem Verfasser mit Hilfe der MAYR-Methode als möglicherweise noch vermeidbar erschienen waren, wie z. B.:

Sekretärin, 30, war wegen eines seit Jahren chronisch rezidivierenden Ulcus duodeni zur Zweidrittelresektion (Billroth II) eingewiesen worden. Auf den „Geheimtip" des Verfassers, vorher doch noch eine MAYR-Kur zu versuchen, erreichte sie beim Operateur eine Aufschubfrist von 9 Wochen. Aber schon nach 7 Wochen ambulanter MAYR-Kur zeigte die Röntgenkontrolle gute narbige Ausheilung. Die Patientin hat auch nach Jahren kein Rezidiv mehr bekommen.

Dieser Fall war der erste einer später ansehnlich gewordenen Reihe sogenannter „Operationsverhinderungsfälle", bei denen Patienten von geplanten Magen-, Gallenblasen-, Appendix-, Hämorrhoiden-, Struma- und anderen Operationen durch MAYR-Behandlung bewahrt worden sind.

Als Fazit der 5jährigen Auseinandersetzung ergab sich, daß die überwiegende Mehrzahl der **ausgewählten,** wenig oder nicht gebessert entlassenen Spitalspatienten durch die anschließende MAYR-Behandlung günstige bis außerordentlich günstige Resultate erzielt hat; und daß die MAYR-Methode bei richtiger Auswahl der Patienten und Indikationen echte Überlegenheit besitzt. Der Verfasser hat daraus Konsequenzen gezogen. Er therapiert seither fast ausschließlich im Sinne F. X. MAYRs. Als Ergänzung zur Darmreinigungskur werden nur — falls benötigt — mitsinnig wirkende naturgemäße bzw. biologische Heilverfahren angewendet, die sich nach der MAYR-Diagnostik als grundlegend wirksam erwiesen haben. Daß auf diese Art therapeutische Erfolge zu erzielen sind, die Arzt **und** Patient wirklich befriedigen, konnte der Verfasser im Verlaufe von 20 Jahren Tätigkeit in seiner ambulanten MAYR-Spezialpraxis in der Großstadt zweifelsfrei erleben. Er konnte allerdings danach, nachdem er die Leitung eines MAYR-Sanatoriums an einem See im Naturschutzgebiet übernommen hatte, vielfach noch bessere oder aber die gleichen Resultate in viel kürzerer Zeit beobachten. Dies dürfte auf die Vorzüge des stationären Betriebes, Wegfall von Streß, beruflichen, familiären Belastungen, auf Ruhe, intensivierte therapeutische Maßnahmen und vielleicht auch noch auf den Frohsinn, Erholung und Entspannung fördernden Genius loci zurückzuführen sein.

Die Indikationsbreite für eine Reinigungsbehandlung nach MAYR ist außerordentlich groß. Die **Indikationsstellung** verlangt jedoch die Kenntnis der Diagnostik nach MAYR. MAYR-Kur ohne MAYR-Diagnostik ist „Autofahren im Nebel". Jede Methode besitzt Vorzüge und Grenzen. Wer sie nicht beachtet, darf nicht nur Erfolg erwarten. Mißerfolge beruhen auf fehlerhafter Indikationsstellung oder fehlerhafter Durchführung. Die vielfach erheblichen Unterschiede zwischen klinischer Diagnostik und MAYR-Diagnostik stellen keine Widersprüche, sondern wertvolle gegenseitige Ergänzungen dar. Die **Indikationen** zur MAYR-Behandlung zeigt die MAYR-Diagnostik auf, die **Gegenindikationen** sind mit der klinischen Diagnostik meist viel besser festzustellen. Dazu gehören maligne Prozesse, schwere Blutkrankheiten, aktive Tuberkulose, psychiatrische und infektiöse Erkrankungsformen. Eine Kontraindikation stellt auch die Uneinsichtigkeit des Patienten, Angst oder Mangel an Bereitschaft, an seiner Gesundung aktiv mitzuarbeiten, dar.

Die grundlegende Indikation der MAYR-Behandlung schlechthin ist das Enteropathie-Syndrom nach F. X. MAYR, bestehend aus Enteropathie-Haltungsveränderung-Intestinaltoxikose. Es schließt als häufigste Mitursache den Großteil der nachstehenden Indikationen mit ein. Dazu gehören Magen-, Dünn-, Dickdarm-, Leber-, Gallenblasen-, Bauchspeicheldrüsenstörungen und -erkrankungen, auch Enteritis, Kolitis, Dyspepsie, Obstipation, Divertikulitis, Hämorrhoiden, leichter Diabetes mellitus, Altersdiabetes sowie andere Stoffwechselleiden; Migräne, Menière, Cephalaea, vegetative und psychosomatische Störungen. Weiters Herz-Kreislaufleiden, Stenokardie, Koronarsklerose, Hochdruck und Unterdruck, Roemheld-Syndrom, Bronchitis, Emphysem, viele Nieren- und Blasenerkrankungen, Wirbelsäulen- und Bandscheibenschäden, rheumatische Weichteil- und Gelenksprozesse, Arthrosen, Arthritis urica; Hautleiden nicht entzündlicher und nicht kontaginöser Genese, besonders Allergosen; gynäkologische Störungen, auch Fluor vag., Secessus urinae, Sterilität; und besonders Übergewicht und Adipositas mit all ihren möglichen Komplikationen bis Hochdruck, Diabetes, Hypercholesterinämie, Hyperlipidämie, statische Insuffizienz. Kinder sprechen besonders dankbar an, besonders bei Infektanfälligkeit und Appetitmangel.

Die grundsätzlich wichtigste Indikation der MAYR-Methode ist aber **aktive Vorsorgemedizin.** Die Diagnostik nach MAYR ist ja in besonderem Ausmaß Vorfeld-Diagnostik, welche durch Feststellung bisher unbeachteter Frühschäden die erforderlichen Impulse setzen kann, schon zu einem Zeitpunkt etwas für die Gesundheit zu tun, bevor es noch heißt: **„Es ist schon später als du denkst!"** Die für die Zukunft mögliche Bedeutung dieser Indikation ist kaum weit genug zu fassen. Gibt es doch nur mehr wenige Jugendliche und noch weniger Erwachsene in einem Gesundheitszustand, für den nicht eine Darm-, Blut-, Säfte- und Gewebereinigung förderlich wäre. An nahezu jedem 2. „Gesunden" läßt sich auf den ersten Blick aus Haltung und Bauchform ein Enteropathie-Syndrom nach MAYR vermuten und die wahrscheinliche Indikation für eine „Vorsorge-Kur" erkennen. In der Tat steigt auch von Jahr zu Jahr die Zahl der Patienten, die nach einmal erfolgreich durchgeführter MAYR-Kur sich alljährlich zu vorbeugender Wiederholungsbehandlung einfinden, um das bevorstehende Jahr ebenso gut wie das letzte durchstehen zu können. Solche **„regelmäßig wie Autoservice"** durchzuführenden Vorsorge-Kuren, die auch noch durch ein individuelles Gesundheitsprogramm für die Zeit nach der Kur ergänzt werden, vor allem durch Richtlinien für eine gesundheitsorientierte Lebens- und Ernährungsweise, sind nichts Neues. Sie knüpfen im Prinzip an die Jahrtausende alte Tradition des religiösen Fastens an. Es ist beachtenswert, daß jeder Gründer einer Kulturreligion, in welchem Jahrhundert und in welchem Erdteil er auch immer gewirkt haben mag, seinen Anhängern zu alljährlich festgesetzten Zeiten das Fasten zur Reinigung von Körper und Seele geboten hat. Und es ist kein Zufall, daß alte persische Volksweisheit lehrt: *„Auch wo ein kluger Arzt nichts mehr vermag, dort hilft noch meist der Ramadan!"* Auch die Weisheitsschulen der alten Griechen, Pythagoräer, Stoiker, Epikuräer u. a. sowie HIPPOKRATES und seine diaita-frohen Jünger bis in die heutigen Tage, BUCHINGER, ZABEL u. a. haben nicht nur das **therapeutische,** sondern auch das **vorbeugende** Fasten empfohlen.

Behandlung nach MAYR heißt jedoch nicht unbedingt Fasten, so wie Hydrotherapie nicht unbedingt Kaltwasser-Kur bedeutet. Die MAYR-Behandlung stellt ja eine aufgrund der Diagnostik festzusetzende Therapie dar, die individuell gestaltet und den Gegebenheiten des modernen Menschen angepaßt ist. Daher reicht das Spektrum vom strengen Teefasten über die Milch-Semmel-Diät, über leichte Schonkostformen bis zur milden Ableitungskur. All dies ist Behandlung nach MAYR. Die jeweilige Kurform hängt vom Bedürfnis des Patienten und seiner augenblicklichen Belastbarkeit ab. In stationären MAYR-Sanatorien werden vorwiegend strengere Kurformen, in ambulanten Praxen mehr milde Diätkuren angewendet. Wenn auch letztere eine oft beträchtlich längere Zeit in Anspruch nehmen, so ist doch grundsätzlich der Darmreinigungs-, Gesundungs- und Gesamtregenerationseffekt der gleiche. Es war eine historische Leistung F. X. MAYRs, mit solcher Möglichkeit individueller Abstufung die Segnungen des Fastens auch durch ein **„Fasten ohne zu Fasten"** erreichbar gemacht zu haben. **Erst dadurch wurde die eingreifendste, regulierendste und regenerierendste aller naturgemäßen Therapien, die „magna therapia regia", der königliche Heilweg des Fastens, für nahezu jeden Menschen zugänglich gemacht.**

All dies eröffnet eine neue medizinische Perspektive. Eine Perspektive, die auf einen Ausweg aus der Notsituation des Gesundheitswesens der Sozial- und Wohlstandsgesellschaft hinweist. Diese Gesellschaft ist in vieler Hinsicht krank, und ihre Mitglieder benötigen mehr denn je — neben allen bisherigen Maßnahmen — eine kostensparende, einfache, grundlegende, ganzheitliche, nebenwirkungsfreie und dennoch wirkungsvolle Therapie. Diese kann sich für die Gesamtbevölkerung aber nur erfolgreich auswirken, wenn das allgemeine Gesundheitsbewußtsein und Gesundheitsgewissen nicht mehr brach liegengelassen, sondern durch positive Gesundheitsaufklärung aufgeweckt wird, und wenn jedem einzelnen über Erziehung, Schule, Massenmedien seine eigene Mitverantwortung an seinem Gesundheitszustand klargemacht wird. Die bisher noch weitgehend fehlende Information über das Krankheitsvorfeld, über die Bedeutung einer geordneten Lebens- und Ernährungsweise und über die entscheidende Rolle der eigenen aktiven Mitarbeit an Gesunderhaltung und Gesundung wird in Zukunft unentbehrlich sein. Eine Schlüsselstellung kommt dabei allen prophylaktischen, diagnostischen und therapeutischen Me-

thoden zu, die das Gesundheitsbewußtsein des Menschen aufrütteln, ihm die Signaturen der Krankheitsvorstadien vor Augen stellen und die Möglichkeit bieten, selbst an seiner Gesunderhaltung und Gesundung aktiv mitwirken zu können. Die Massengesellschaft von morgen wird es sich nicht mehr leisten können, erst bei Ausbruch von Krankheit und Leiden mit kostspieligen und oft langwierigen Therapien einzusetzen, sondern wird die unvergleichlich billigeren und prognostisch günstigeren erzieherischen und heilerischen Maßnahmen im Krankheitsvorfeld einzusetzen wissen. Erst damit wird die alte Erkenntnis in die Tat umgesetzt, die da heißt:
Vorbeugen ist nicht nur besser — sondern auch billiger als heilen!

Die Diagnostik und Therapie nach F. X. MAYR weist dazu neue Wege.

(Anschrift des Verfassers: Gesundheitszentrum Golfhotel am Wörthersee, Spezialsanatorium für Diagnostik und Therapie nach F. X. Mayr, A-9082 Maria Wörth-Dellach, Kärnten)

Literatur

BARTUSSEK, A.: Darm, Ernährung und Gesundheit. Drei Eichen Verlag, München (1954).

—,—: Das Problem der Ernährung in vertiefter Sicht. Ehk. 5/1956. fahrungsheilkunde 5/1956.

—,—: Diagnostik der Gesundheit nach F. X. Mayr. Ehk 6/1956.

—,—: Dünndarmhypotonie als Grundphänomen der Gesundheitsschädigung. Ehk. 7/1956.

—,—: Therapie der Dünndarmhypotonie nach F. X. Mayr. Ehk. 8/1956.

—,—: Zentrale Bedeutung des Dünndarms für Gesundheit und Krankheit. Die Heilkunst 9/1955, Heilkunst-Verlag GmbH, München.

—,—: Mayr-Diät und Behandlung. Die Heilkunst 2/1961.

—,—: Ernährung und Haltung. Die Heilkunst 1/1961.

—,—: Beziehungen zwischen Körperhaltung und Gesundheit. Eutonie. Karl F. Haug Verlag, Heidelberg (1964).

—,—: Die Gesundheitslehre F. X. Mayrs. Der Landarzt 23/1966. Hippokrates-Verlag GmbH, Stuttgart.

—,—: Abwehr von Umweltschäden nach F. X. Mayr. Ehk. 5/1972.

—,—: Das Enteropathie-Syndrom nach F. X. Mayr und der rheumatische Formenkreis. Ehk. 10/73.

—,—: Der chronische Darmschaden. Diagnostik der Gesundheit und Therapie nach F. X. Mayr. W. Braumüller, Univ. Verlag GmbH, Wien (1974).

BECHER, E.: Intestinale Autointoxikation. Ergebnisse der gesamten Medizin 18/1933. Urban & Schwarzenberg KG, Wien.

BRAUCHLE, A.: Naturheilkunde des praktischen Arztes (I und II). Hippokrates-Verlag GmbH, Stuttgart (1951).

—,—: Das große Buch der Naturheilkunde. Mosaik Verlag, Gütersloh (1957).

BUCHINGER, O.: Das Heilfasten. Hippokrates-Verlag GmbH, Stuttgart.

DOERFLER, J.: F. X. MAYR-Kur und hämatogene Oxydationstherapie. Ehk. 8/1977.

EMPFENZEDER, K.: Der Kreuzschmerz. Wesen und Behandlung aus der Sicht F. X. Mayrs. Ehk. 11/1970.

—,—: Probleme bei pathologischer Haltung und Gangart. Orthopädische Praxis 7/1974. Medizinisch Literarische Verlags-GmbH, Uelzen.

—,—: Probleme beim Bauchhebegriff. Orthopädische Praxis 8/1976. Medizinisch Literarische Verlags-GmbH, Uelzen.

FELBERMAYR, L.: Herzkrankheiten und Verdauungsapparat. Verlag Neues Leben 5/1955. Bad Goisern.

GUGGI, F.: Der Weichteil- oder chemische Rheumatismus. W. Maudrich, Wien (1956).

GUTZEIT, K.: Über die Gastroenteritis. Lehmann, München (1953).

HEUN, E.: Das Fasten als Erlebnis und Geschehnis. V. Klostermann, Frankfurt/M. (1953).

KÖHNLECHNER, M.: Handbuch der Naturheilkunde. Kindler Verlag GmbH, München (1975).

KOJER, E.: Grundzüge der Mayrschen Behandlungsmethode. Verlag Neues Leben, 5/1955, Bad Goisern.

—,—: Diagnostik der Gesundheit nach F. X. Mayr. Ehk. 5/1960.
—,—: Ambulante Sanierung des Magen-Darmkanals nach F. X. Mayr. Ehk. 4/1969.
KOJER, E. und Mitarb.: Festschrift zum 100. Geburtstag von Dr. F. X. Mayr. Karl F. Haug Verlag, Heidelberg (1975).
KÖTSCHAU, K.: Medizin am Scheideweg. Karl F. Haug Verlag, Heidelberg (1960).
—,—: Gesundheitsprobleme unserer Zeit. H. G. Müller Verlag, Krailling (1955).
MAYR, F. X.: Fundamente zur Diagnostik der Verdauungskrankheiten (1921), Neuauflage Turm-Verlag, Verlagsgemeinschaft F. Zluhan, Bietigheim (1974).
—,—: Die Darmträgheit. 3. Aufl. Verlag Neues Leben, Bad Goisern (1953).
—,—: Die verhängnisvollste Frage. Verlag Neues Leben, Bad Goisern (1951).
—,—: Schönheit und Verdauung. Verlag Neues Leben, Bad Goisern (1954).
MORDHORST, G.: Ableitung über die Haut zur Unterstützung von Regenerationskuren. Ehk. 6/1967, Beilage Diaita.
—,—: Einfache Maßnahmen der physikalischen Therapie zur Unterstützung der Nachbehandlung von Regenerationskuren (F. X. Mayr). Ehk. 1968.
NOTNAGEL, H.: Diagnostik und Therapie der Verdauungskrankheiten. Leipzig (1898).
POLLAK, K.: Der Naturarzt (Kapitel F. X. MAYR-Kur) 1953. Sammlung lebendige Medizin.
PUTZAR-EHRENBERG, Ch.: Erfahrungen mit der Darmbehandlung nach F. X. Mayr. 22/1963, Hippokrates-Verlag GmbH, Stuttgart.
—,—: Koprolyse durch Fastenkuren. Ärztliches Mitteilungsblatt 8/1950, Berlin.
RAUCH, E.: Die Darmreinigung nach Dr. med. F. X. Mayr. 27. Aufl., Karl F. Haug Verlag GmbH & Co., Heidelberg 1979.
—,—: La depurazione dell' Intestino secondo il Dr. F. X. Mayr. Italienische Übersetzung von Dr. G. BERTOLINI, Selbstverlag, Milano.
—,—: De Darmreinigung folgens Dr. F. X. Mayr. Holländische Übersetzung, De Driehoek, Amsterdam (1976).
—,—: Blut- und Säftereinigung. Milde Ableitungskur. 9. Aufl., Karl F. Haug Verlag, Heidelberg (1976).
—,—: Falsches Zitieren F. X. Mayrs. Hippokrates-Verlag GmbH, Stuttgart, 12/1958.
—,—: Der chronische Verdauungsschaden und seine Auswirkungen. Ehk. 3/1958.
—,—: Mayr-Kur in der Großstadtpraxis. Ehk. 5/1970.
—,—: Einfache Schnelldiagnostik von Magen-, Leber-, Dünndarmschäden (Die Succussionen). Ehk 10/1969.
—,—: Mayr-Kur in der Großstadtparaxis. Ehk. 5/1970.
—,—: Mayr-Kur und Gravidität. Ehk. 11/1973.
—,—: Behandlung akuter Infekte im Sinne F. X. Mayrs. Ehk 10/1972.
—,—: Heilung der Erkältungs- und Infektionskrankheiten durch natürliche Behandlung. 6. Aufl., Karl F. Haug Verlag, Heidelberg (1976).
—,—: Genezing van verkoudheid en infectieziekten. Holländische Übersetzung, De Driehoek, Amsterdam.
—,—: Aspekte zur Vorsorge- und Gesundheitsdiagnostik nach F. X. MAYR. Ehk. 6/1977.
—,—: und MAYR, P.: Milde Ableitungsdiät. Kochrezepte der Milden Ableitungskur. Richtlinien für gesündere Ernährung. 3. Aufl., Karl F. Haug Verlag GmbH & Co., Heidelberg (in Vorbereitung).

RECKEWEG, H.-H.: Homotoxikologie. Aurelia-Verlag, Baden-Baden (1975).
REGAMEY, P. R., OP.: Wiederentdeckung des Fastens. Herold, Wien (1963).
RUSCH, H. P.: Naturwissenschaft von morgen. H. G. Müller Verlag, Krailling (1955).
—,—: Bodenfruchtbarkeit. Karl F. Haug Verlag, Heidelberg (1968).
SALMANOFF, A.: Geheimnisvolle Weisheit des Leibes. Karl F. Haug Verlag, Heidelberg (1961).
SCHMIEDECKER, K.: Untrügliche Zeichen der Gesundheit. Verlag Neues Leben, Bad Goisern (1955).
—,—: Über den Leberbuckel. Medizinische Klinik 19/1958, Urban & Schwarzenberg, München-Berlin.
—,—: Gesundung und ihr Training. Verlag Neues Leben, Bad Goisern (1970).
STEFAN, K.: Abbau und Aufbau als Heilprinzip. Karl F. Haug Verlag, Heidelberg (1958).
SOBOTIK, S.: Schonkost — Diätkost. Verlag Neues Leben, 6/1954, Bad Goisern.
—,—: Bircher-Benner — F. X. MAYR. Verlag Neues Leben, Goisern 1955.
VOGEL-HAFERKAMP: Biologisch-medizinisches Taschenjahrbuch 56/1955. Hippokrates-Verlag GmbH, Stuttgart.
ZABEL, W.: Das Fasten. Hippokrates-Verlag GmbH, Stuttgart (1962).

Naturgemäße Gesundung und Gesunderhaltung

Vorbeugen und heilen mit den Büchern von Medizinalrat Dr. med. Erich Rauch

Die Darmreinigung

nach Dr. med. F. X. Mayr

Von Medizinalrat Dr. med. Erich Rauch

35. Auflage
103 Seiten, 15 Abbildungen, 2 Tabellen
kart. mit mehrfarb. Umschlag DM 15,–

Als persönlicher Schüler des bekannten Forschers und Arztes Dr. Franz Xaver MAYR hat Dr. RAUCH eine klare, prägnante Darstellung der Darmreinigung nach Dr. F. X. MAYR geschrieben. Es handelt sich dabei um eine aus der Spezialpraxis für „Mayr-Kuren" entstandene Schrift, die ganz für die Praxis, und zwar für den Arzt zu dessen Entlastung und für den Patienten zu dessen bestmöglicher Information geschrieben ist.

Blut- und Säfte-Reinigung

Milde Ableitungskur

Von Medizinalrat Dr. med. Erich Rauch

17., verbesserte Auflage
169 Seiten, 16 Abbildungen, darunter 8 Farbtafeln
kart. mit 2farb. Umschlag, DM 24,–

Es heißt zu Recht: „Du bist so jung und so gesund, wie es Dein Blut und Deine Körpersäfte sind!" Der bekannte Mayr-Arzt Dr. Erich RAUCH hat hier eine praktische Ergänzung und Bereicherung zu seinem ungemein erfolgreichen ersten Buch geschaffen. Er behandelt das weite Gebiet der Blut- und Säfte-Reinigung in leicht faßlicher Weise. Ärzte sollten das Buch lesen und es dann ihren Patienten in die Hand geben.

krankheiten auszuheilen sind. Daher wird immer häufiger, oft bei harmlosen banalen Infekten, auch bei Kleinstkindern, sogleich zu äußersten Maßnahmen gegriffen: Mit hochdosierten Sulfonamiden, Breitbandantibioticis und anderen „Kanonen" wird auf „Spatzen" geschossen und ein möglicher Teufelskreis an gesundheitlichen Komplikationen in Gang gesetzt. Naturheilmaßnahmen wirken stets komplikationsfrei, richtig eingesetzt meist verblüffend rasch und durchgreifend heilsam. Es ist das Verdienst des Verfassers, die richtige praktische Anwendung in Wort und Bild, auch für den Laien verständlich aufgezeigt zu haben. Dazu gehören kombinierte Anwendungen, „Schnellbehandlungsserien" und besonders bewährte Maßnahmen bei einzelnen Erkrankungen. Jede Mutter sollte dieses Büchlein kennen! Jeder Arzt kuriert gerne naturgemäß, wenn er und der Patient diese Behandlungsart kennen!

Wenn heute die Mehrzahl aller Halbkranken ihre oft schon in die Augen springenden diagnostischen Warnzeichen nach MAYR übersieht und daher die Motivation fehlt, etwas für die Gesundheit zu unternehmen; wenn noch leicht behebbare Vorfeld- und Frühschäden unbeachtet bleiben und wenn Millionen von Verdauungs-Stoffwechsel-Leidenden fast nur symptom-unterdrückend behandelt werden, so liegt dies weniger an einem Mangel an Bereitschaft, als an Unkenntnis der gesetzmäßigen Zusammenhänge, wie sie F. X. MAYR aufgedeckt und RAUCH in diesem Buch leicht erfaßbar gemacht hat.

darzustellen. Schon beim Lesen verspürt man die suggestive Wirkung, die Methode auch für sich selbst anzuwenden, wobei dem Arzt auch noch etliche seiner Patienten in den Sinn kommen, denen er spontan die Schrift zur Beherzigung nahelegen möchte. Dieses Buch dient Arzt und Patient zugleich. Der Patient entnimmt ihm die präzise Erläuterung der auszuübenden Methodik, der Arzt überwacht die Durchführung und erspart sich Erklärung und Zeit. Wer sich einmal mit dem eminenten Thema Suggestion und Autosuggestion auseinandergesetzt und begonnen hat, seine Patienten damit bekannt zu machen, dürfte in Hinkunft kaum mehr auf diese einfache Zusatzhilfe verzichten wollen. Sie wird eine grundlegende Bereicherung seiner therapeutischen Palette darstellen und mithelfen, bei geeigneten Fällen das Behandlungsergebnis zu verbessern.

Anleitungsheft für Autosuggestion

10 Selbsthilfe-Übungen

Von Medizinalrat Dr. med. Erich Rauch

3. Auflage

48 Seiten, kart. mit 2farb. Umschlag, DM 10,–

Mit dieser kleinen aber wichtigen Praxisfibel für bewußte Autosuggestion hat Dr. RAUCH die praktische Ergänzung zu seinem Buch über „Autosuggestion und Heilung" geschaffen. Dabei wird in ebenso einfacher wie überzeugender Manier das gesamte „technische Rüstzeug" der Methode dargestellt. Jeder, der sich für die altbewährte, von Dr. RAUCH auf die Bedürfnisse des heutigen Menschen ausgerichtete bewußte Autosuggestion interessiert, kann danach die „praktischen Handgriffe" dieser *„Selbsthilfe-Methode für positive Lebensgestaltung"* studieren und erlernen. Die Fibel beinhaltet präzise Anweisungen für 10 Selbsthilfe-Übungen, die sich gegenseitig in ihrer Wirkung verstärken und die Fähigkeit des Übenden entwickeln, die Methode zunehmend erfolgreicher einzusetzen.